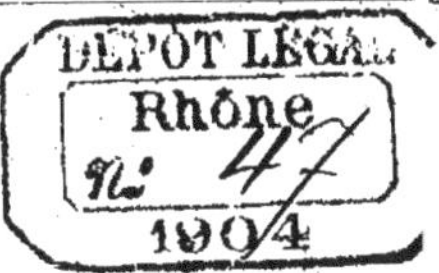

Dr L. LUTROT
…ecin stagiaire au Val-de-Grâce

ÉPURATION des Eaux de boisson en campagne

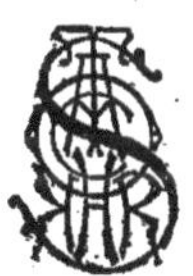

A. STORCK & Cie, Imprimeurs-Editeurs, LYON.
PARIS, 16, rue de Condé, près l'Odéon

1904

Dr L. LUTROT
Médecin stagiaire au Val-de-Grâce

ÉPURATION des Eaux de boisson en campagne

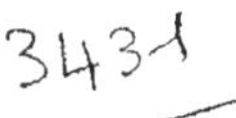

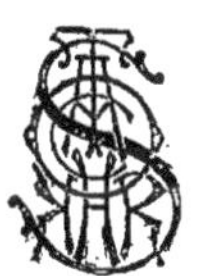

A. STORCK & Cie, Imprimeurs-Editeurs, LYON.
PARIS, 16, rue de Condé, près l'Odéon

1904

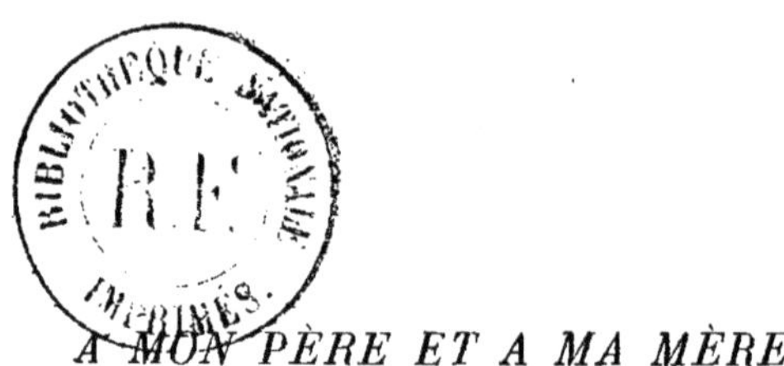

A MON PÈRE ET A MA MÈRE

*Témoignage de mon affection
et de ma reconnaissance.*

A MONSIEUR LE PROFESSEUR J. COURMONT

Professeur d'hygiène à la Faculté de médecine
Médecin des hôpitaux

INTRODUCTION

Nous nous proposons dans ce travail inaugural d'étudier une question d'hygiène militaire qui prend chaque jour une place plus importante, celle de l'épuration de l'eau potable en campagne. Toutes les statistiques de mortalité dans les guerres démontrent que les maladies font beaucoup plus de victimes que le feu de l'ennemi et parmi les maladies, la fièvre typhoïde en Europe et la dysenterie aux colonies sont certainement les plus communes. Il y a donc lieu de se préoccuper des conditions hygiéniques susceptibles d'agir sur la santé des troupes, et en particulier d'étudier la question de l'eau de boisson, dont la mauvaise qualité peut avoir de si funestes conséquences.

Avant l'ère des théories microbiennes on s'est toujours assez peu préoccupé, en campagne, de purifier les eaux de boisson. Pourvu qu'elles ne présentassent rien de particulier à l'œil ou au goût qui pût les faire rejeter, on les déclarait bonnes. D'ailleurs cette insouciance avait moins d'inconvénients qu'aujourd'hui, dans un temps où les expéditions coloniales étaient assez rares ; car c'est aux colonies surtout qu'il y a lieu de vérifier avec soin la qualité de l'eau, cette eau étant la plupart du temps puisée directement dans les mares, par conséquent chargée de matières organiques et de ce fait très contaminée. Moins souvent on a la possibilité de s'alimenter à des sources, à des cours d'eau ou à des puits. Ce sont donc les médecins des corps de troupes coloniales qui, les premiers, ont envisagé la nécessité de rendre meilleure, sinon parfaitement bonne, l'eau presque toujours impure qu'on rencontre au cours des expéditions. C'est à eux surtout que nous emprunterons la plupart des appréciations sur les différents procédés de purification préconisés par les hygiénistes, car ce sont eux seuls qui ont pu juger les divers systèmes dans leur application pratique. Il y a loin, en effet, dans cette question comme dans beaucoup d'autres, de la théorie à la pratique, et tel système, par exemple, jugé excellent dans le laboratoire, a été reconnu à l'usage complètement inutilisable.

Non seulement les hygiénistes français, mais encore et surtout ceux des pays étrangers, en particulier de l'Allemagne, se sont intéressés à cette question de l'épuration de l'eau en campagne, aidés dans leur tâche par les médecins des corps coloniaux.

Nous aurions pu, prenant successivement chacune des grandes armées européennes, étudier ce qui est fait dans chacune d'elles pour la purification de l'eau. Mais nous avons cru préférable de passer d'abord en revue les différents procédés employés d'une façon générale et sans distinction de pays, car les mêmes méthodes sont en usage dans la plupart des armées et les moyens préconisés varient peu de nation à nation.

Il nous suffira donc de grouper à la fin de notre travail les procédés plus particulièrement en faveur dans chaque pays, après avoir décrit :

1° Les procédés de stérilisation par la chaleur ;

2° L'épuration de l'eau par la filtration ;

3° Les procédés de purification par les agents chimiques.

Mais avant d'entrer dans notre sujet, nous voulons, à l'occasion de ce travail inaugural, exprimer notre reconnaissance à tous les maîtres qui ont contribué à notre instruction professionnelle. Plus particulièrement nous tenons à remercier M. le professeur Courmont à qui nous devons l'idée de ce travail et qui nous fait le grand honneur d'accepter la présidence de notre thèse.

Qu'il ait l'assurance de notre profonde gratitude et veuille bien agréer nos hommages respectueux.

CHAPITRE PREMIER

Procédés de stérilisation par la chaleur.

A. — Ébullition simple.
B. — Stérilisation sous pression.
C. — Distillation.

A. — Ébullition

L'ébullition est le procédé le plus simple, le plus anciennement et le plus universellement employé, quand il peut l'être. Nous verrons en effet que la possibilité de faire bouillir l'eau en campagne s'offre rarement. Pourtant ce procédé est indiqué dans les ordonnances du service de santé en campagne de presque tous les pays, notamment de l'Allemagne et de l'Autriche. Outre les difficultés pratiques de son exécution pour une troupe en marche, le procédé a surtout l'inconvénient grave d'altérer le goût de l'eau qui devient âcre, par suite de la décomposition des matières organiques. Lorsque l'eau est relativement pure et contient peu de matières organiques, le mauvais goût n'est pas très accusé et l'eau reste très potable. Mais une eau très chargée de matières terreuses et de débris organiques, comme l'est bien souvent celle qu'on rencontre aux colonies au cours d'une expédition, acquiert par l'ébullition un goût détestable, qui la fait inévitablement rejeter de la consommation. D'autre part le procédé de l'ébullition est assez peu pratique. Rien de plus facile pourtant, semble-t-il, que de faire bouillir de l'eau : il suffit d'un récipient et d'un peu de feu ; une gamelle et du bois ! quelle est donc la troupe qui n'a pas toujours cela sous la main ? L'opération est facile, en effet, s'il s'agit d'une troupe stationnaire, installée dans des baraquements ou même seulement campée provisoirement. Là, les hommes disposent en général de récipients convenables et de combustible. Ils ont le loisir d'allumer du feu, de porter à l'ébullition la quantité d'eau nécessaire, et surtout d'attendre qu'elle soit refroidie ; car c'est en cela surtout que réside la difficulté. Pour peu que la température extérieure soit élevée, et c'est généralement le cas aux colonies, l'homme devra attendre une bonne heure avant que son eau suffisamment froide puisse lui procurer la sensation de fraîcheur qui calmera sa soif. Cet inconvénient devient considérable s'il s'agit d'une colonne en marche : voilà des hommes qui marchent depuis cinq ou six heures par une chaleur torride, tout le monde est exténué, on arrive auprès d'une mare, d'un ruisseau. Qui songera seulement à s'imposer le supplice de l'attente si longue nécessitée par l'ébullition et le refroidissement de l'eau, alors qu'elle est là, prête à calmer tout de suite l'impérieux besoin de boire ? Les officiers mêmes, à moins d'être des hygiénistes convaincus, ne sauraient forcer leurs hommes à faire bouillir l'eau en arrivant à l'étape. D'ailleurs, bien souvent le temps matériel manquerait quand la halte doit être de courte durée. De plus, s'il est relativement facile à des individus isolés ou à de petits groupes de se procurer le combustible et les récipients nécessaires, il n'en est plus de même lorsqu'il s'agit de troupes nombreuses ; le combustible peut faire défaut : le fait a été signalé récemment pour la guerre du Transvaal. Dans certains cas, il peut être interdit d'allumer le moindre feu, de crainte d'indiquer à l'ennemi l'emplacement exact des positions, soit par la fumée, soit par la clarté des foyers.

Quant aux récipients convenables, bien souvent une troupe nombreuse n'en possédera pas le nombre nécessaire. L'eau en effet ne doit pas être bouillie dans les marmites graisseuses où l'on fait la soupe.

Le procédé de l'ébullition est donc la plupart du temps impraticable pour une troupe en marche, surtout si elle est nombreuse.

Mais s'il s'agit d'une formation fixe, d'une troupe stationnaire, il pourra le plus souvent être très efficacement employé, car alors les trois gros inconvénients que nous avons signalés, longue durée de l'opération, insuffisance possible de combustible, manque des récipients nécessaires, disparaissent. Pourtant la préparation en grand de l'eau bouillie ne va pas sans quelques difficultés, résidant surtout dans la négligence du personnel et le manque de contrôle permanent de l'ébullition. De plus, les transvasements nombreux depuis la sortie du bouilleur jusqu'au moment où l'eau est utilisée offrent des chances de contamination nouvelle, à moins de stériliser tous les récipients, ce qui est une difficulté insurmontable dans la pratique journalière.

En face de cet inconvénient, en somme léger, en admettant même que l'eau, au moment où elle est bue, ne soit plus complètement stérile, le procédé offre lé grand avantage de ne nécessiter aucun matériel compliqué; de simples marmites suffisent. Lors de la dernière campagne de Chine, les troupes françaises avaient été pourvues de 1.500 marmites destinées uniquement à bouillir l'eau.

L'eau, une fois bouillie, devra être aérée ; le battage au moyen d'une baguette ou même la simple exposition au grand air peuvent suffire. Beaucoup plus efficacement, en même temps qu'elle sera aérée, l'eau sera refroidie en la transvasant de haut, d'un bidon dans une gamelle. Le goût de l'eau ainsi aérée se sera déjà légèrement modifié, et sa digestibilité sera plus grande. Pourtant, sous les deux rapports du goût et de la digestibilité, l'eau bouillie laisse toujours beaucoup à désirer et déplaît en général. Pour l'améliorer, on conseille l'addition d'une très légère quantité d'une plante aromatique. Une ordonnance du ministre de la guerre allemand, du 11 octobre 1890, prescrit une distribution de thé et de sucre aux hommes des troupes en marche ou en campagne. Dans l'armée anglaise, les bidons de campagne sont remplis de thé froid. L'infusion est faite chaque jour après le repas du soir, et les bidons sont remplis pour la journée de marche du lendemain. En Allemagne on donne la préférence au café. D'après les auteurs allemands, Sucksdorf (1), Heine (2), Lüderitz (3), le café aurait de plus une action bactéricide. Une infusion de 10 grammes de café pour 100 d'eau tue la bactéridie charbonneuse et le bacille du choléra en trois heures, le streptocoque en une heure, le bacille d'Eberth en deux heures.

Indépendamment de cette action bactéricide plus ou moins problématique, une infusion chaude de thé ou de café est un excitant qui peut remplacer par ses propriétés la vertu stimulante d'une eau rafraîchie, souvent très difficile à obtenir.

Une autre substance aromatique a été également préconisée par quelques médecins militaires, mais nous pensons que l'usage en devrait être en tout cas réglementé d'une façon sévère ; il s'agit en effet de l'absinthe. Ceux qui en font usage aux colonies, à dose excessivement modérée et simplement comme correctif d'une eau désagréable au goût, se trouvent bien de l'emploi de cette substance qui dans ces contitions particulières ne saurait être nocive ; un tout petit verre par litre et par jour suffit ; soit une bouteille tous les deux mois. L'eau préalablement bouillie, une fois additionnée de la très légère dose indiquée, constitue une boisson rafraîchissante et agréable.

(1) *Arch. f. Hygiene*, Bd IV.

(2) *Münchener med. Wochenschrift*, 1887, n° 16, et 17.

(3) Einige Untersuchungen über die Einwirkung des Kaffee-einflussesauf die Bakterien, *Zeitschrift für Hygiene*, Bd VII, 1889, S. 241.

B. — Stérilisation de l'eau sous pression

Plus souvent que l'ébullition, les formations militaires de quelque importance utilisent depuis quelques années, tant en France qu'à l'étranger, des appareils à stériliser l'eau sous pression, dont il existe différents modèles mobiles, susceptibles d'être assez facilement transportés dans les déplacements de troupes.

Ces appareils ont l'avantage commun de fournir une quantité d'eau relativement considérable en un temps très court et sans une grosse dépense de combustible; de plus, les propriétés comestibles de l'eau ne sont pas altérées, car la nécessité de maintenir l'eau sous pression est, par une coïncidence heureuse, la cause de sa qualité comestible; sous la pression, elle ne peut pas, en effet, se réduire en vapeur, et par conséquent ne changeant pas d'état, elle n'abandonne en principe, ni les gaz, ni les sels qu'elle tient en dissolution.

En outre cette absence de production de vapeur présente l'avantage considérable de conduire à des appareils d'un emploi très économique, car éviter le changement d'état, c'est, comme on le sait, réduire considérablement la quantité de chaleur nécessaire.

En France, deux systèmes d'appareils à stériliser l'eau sous pression ont été jusqu'ici utilisés dans l'armée, le stérilisateur Rouart, Geneste et Herscher, et le stérilisateur Vaillard et Desmaroux.

Avec les appareils Rouart, Geneste et Herscher,

dont deux modèles furent envoyés à nos troupes par le ministère de la guerre, lors de la campagne de Madagascar en 1895, la consommation de combustible est si réduite, qu'en pratique on stérilise 100 litres d'eau avec 1 kilogramme de charbon. Or nous avons déjà eu l'occasion de dire combien, souvent, il était difficile, en campagne de se procurer tout le combustible nécessaire pour faire bouillir une quantité d'eau un peu considérable. L'économie de combustible pourra donc être, en maintes circonstances, un très réel avantage.

a) Les appareils du système Rouart, Geneste et Herscher se composent essentiellement :

1° D'une chaudière où se fait le chauffage de l'eau ;

2° D'un ou plusieurs échangeurs de température ayant pour but d'économiser la chaleur, tout en ramenant l'eau stérilisée au plus près de la température initiale ;

3° D'un ou de plusieurs clarificateurs destinés à arrêter les matières en suspension dans l'eau et à assurer à cette dernière une limpidité parfaite.

Les échangeurs de température qui servent à récupérer la chaleur de l'eau stérilisée sont constitués par des serpentins renfermés dans des enveloppes cylindriques. L'eau stérilisée chaude circule dans un sens et se refroidit en cédant sa chaleur, à travers une paroi métallique, à l'eau non encore stérilisée qui circule dans l'autre sens en s'échauffant. Cette dernière arrive ainsi, sans aucune dépense de combustible, à la température de 100°, très voisine du degré final qu'elle doit atteindre.

L'eau stérilisée est refroidie jusqu'à moins de trois degrés au-dessus de la température de l'eau d'origine, mais pour obtenir un tel résultat, on fait circuler dans les échangeurs un supplément d'eau froide équivalant à la quantité d'eau utilisée. Cette eau supplémentaire n'est que tiédie, non stérilisée et est abandonnée. De telle sorte que pour obtenir un litre d'eau stérilisée froide, il faut introduire deux litres d'eau impure dans l'appareil.

Quant aux clarificateurs, ils sont destinés à retenir les différentes impuretés qui peuvent avoir été amenées dans l'eau à traiter, et les légers dépôts que donne la cuisson. Ces clarificateurs sont faits de cailloux (silex pur concassé), emmagasinés dans des vases en métal pouvant supporter la pression.

Il existe deux modèles mobiles susceptibles d'être utilisés par des troupes en campagne, le type L B, à deux roues, et le type L Z, à quatre roues.

L'appareil L B se compose d'une chaudière verticale, d'un échangeur de température à serpentins, d'un filtre à sable et d'une pompe aspirante et foulante. La circulation de l'eau, déterminée par la pompe, se fait en deux courants de débits égaux. L'eau stérilisée et clarifiée, à la sortie du filtre à sable, est à une température de trois degrés supérieure à celle de l'eau d'origine. Des robinets spéciaux permettent la stérilisation de toutes les parties de l'appareil, par un courant de vapeur à 120°. Le chauffage se fait indifféremment au bois ou au charbon.

Ce modèle permet d'obtenir 250 litres d'eau stérilisée à l'heure.

Le type L Z, beaucoup plus volumineux, fournit 500 litres à l'heure. Il est monté sur quatre roues. L'eau à stériliser est ici chauffée, non point directement dans la chaudière, mais, à l'aide d'un bain-marie, dans un récipient cylindrique horizontal distinct, recevant la vapeur de la chaudière. Les dépôts calcaires se produisent dans le bain-marie, aisément démontable et nettoyable dans toutes ses parties. Tous les tuyaux qui donnent passage à l'eau à haute température, susceptibles par conséquent de s'entartrer, sont de fort diamètre et décomposés en une série de tronçons démontables. Celui des échangeurs dans lequel circule l'eau la plus chaude est constitué non point par des serpentins, mais par des surfaces ondulées faciles à démonter.

La circulation de l'eau refoulée par la pompe se fait en un seul courant qui traverse successivement les deux échangeurs. Une tubulure, placée en un point approprié du trajet, permet de rejeter une partie de cette eau (généralement la moitié) et d'accroître par ce fait le refroidissement.

Des dispositions spéciales permettent la stérilisation préalable par la vapeur à 120°. C'est ce modèle à quatre roues qui fut envoyé aux troupes de Madagascar, mais les circonstances ne permirent pas son utilisation ; on n'est donc pas renseigné exactement sur la nature des services que ces appareils peuvent rendre. Toutefois, il est évident que leur volume considérable ne permettant pas leur transport facile à la suite d'une colonne en marche, ils ne peuvent être employés que par des formations fixes.

b) Le stérilisateur Vaillard et Desmaroux a été mis en usage par le corps expéditionnaire français, lors de la dernière campagne de Chine. Le ministère de la marine avait également attribué quatre appareils identiques aux troupes de son ressort. Ils sont basés absolument sur les mêmes principes que le stérilisateur Rouart, Geneste et Herscher et fournissent à peu de chose près les mêmes résultats.

Aux États-Unis également, la préférence semble actuellement être donnée aux appareils de stérilisation par la chaleur, pour les formations fixes. A l'occasion du récent conflit hispano-américain, le médecin général, dans son rapport au secrétaire de la guerre(1), recommande spécialement l'emploi et la généralisation de l'appareil Waterhouse-Forbes, dont furent pourvues les troupes du corps d'occupation des Philippines.

Cet appareil se compose essentiellement d'un réservoir pour l'eau impure, d'un bouilleur et d'un échangeur de température.

Le réservoir, situé à la partie supérieure de l'appareil, contient l'eau jusqu'à un niveau déterminé, que la présence d'un flotteur ne permet pas de dépasser. Du réservoir, l'eau descend par un tuyau qui débouche à la partie inférieure de l'échangeur. Cet échangeur est divisé en deux compartiments étanches séparés par un mince diaphragme métallique ; le compartiment n° 1 (*raw water compartment*) contient l'eau impure amenée par le tuyau venant du réservoir et

(1) *Report of the Surgeon General to the Secretary of war*, Washington, 1899. Government printing Office.

circulant de bas en haut jusqu'au niveau du bouilleur où elle est portée à la température de 100° centigrades. L'eau, dès lors stérilisée, passe par le moyen d'un court tuyau dans le compartiment n° 2 (*sterilized water compartment*) de l'échangeur où elle circule alors de haut en bas. Elle ne se trouve séparée de l'eau froide, impure, que par le mince diaphragme métallique, établissant la division de l'échangeur en deux compartiments ; sa température s'abaisse donc très rapidement, si bien qu'elle n'est supérieure que de 2°7 centigrades à celle de l'eau lors de son entrée dans l'appareil. En même temps l'eau froide impure s'échauffe et l'appareil offre de ce fait une dépense de combustible très minime, exactement trente fois plus petite que pour l'ébullition ordinaire.

Ce stérilisateur est démontable et peut être transporté très facilement ; l'appareil démonté, les différentes pièces se disposent en cinq ballots dont chacun ne pèse pas plus de 45 livres anglaises.

Toutes les pièces sont entièrement galvanisées et inoxydables.

Le combustible employé est l'huile, qui produit beaucoup de chaleur et ne laisse pas de dépôt sur la plaque chauffante du bouilleur.

Cet appareil, présenté par ses constructeurs, MM. Waterhouse et Forbes, à la commission chargée par le service de santé militaire du gouvernement des États-Unis de faire un rapport sur les différents systèmes d'épuration des eaux de boisson en campagne, fut expérimenté avec beaucoup de soin par les membres de la commission.

De nombreuses expériences faites avec les trois modèles de l'appareil et principalement avec le dernier, présenté en juin 1899, il résulta que de l'eau, au préalable abondamment chargée de bacilles typhiques, de bacterium coli et de bacillus prodigiosus, fut complètement privée de ces germes pathogènes par le stérilisateur.

L'appareil Waterhouse-Forbes a un débit d'environ 118 litres à l'heure. D'autre part, des expériences très précises de M. le Dr W.-M. Mew, chimiste du Surgeon General's Office, ont montré que l'eau traitée par cet appareil ne perd aucun de ses gaz naturels ; elle ne se charge non plus d'aucune substance étrangère comme le plomb, par exemple, qu'on emploie pour souder le diaphragme métallique de l'échangeur.

Le poids du dernier modèle présenté est exactement de 150 livres, réparties comme il suit :

	Livres.
Deux échangeurs de température.	87
Charpente.	8
Deux supports de charpente, chacun 2 livres	4
Réservoir et flotteur	11
Quatre tuyaux avec raccords.	0
Chaudière.	10
Réservoir à huile et foyer	10
TOTAL.	150

Comme nous l'avons dit, toutes ces différentes pièces sont susceptibles d'être empaquetées séparément, formant en tout quatre ou cinq ballots, chacun pesant environ 42 liv. 1/2. L'appareil est donc de ce fait très facilement transportable, à dos de mulet par exemple.

Les principaux avantages que les membres de la commission ont reconnus au stérilisateur Waterhouse-Forbes sont, en somme, les suivants :

1° L'eau traversant l'appareil et portée à l'ébullition n'y est maintenue qu'un temps assez court pour qu'elle conserve ses gaz naturels et son goût à peine altéré.

2° Tous les microorganismes, à part quelques spores de bactéries, sont détruits par la chaleur. La présence persistante de ces quelques spores ne peut constituer un danger sérieux.

3° L'appareil fournit un débit abondant d'eau pratiquement stérile et peut fonctionner pendant vingt-quatre heures, sans qu'on ait besoin de renouveler l'huile du réservoir ; le prix de revient est d'environ 20 centimes par heure.

4° L'eau ayant été échauffée lentement jusqu'à la température de l'ébullition, est ensuite refroidie jusqu'à n'avoir que 2°7 degrés centigrades de plus que l'eau à son entrée dans le stérilisateur.

5° L'appareil est robuste et susceptible de fournir un long service.

6° Il peut être facilement démonté et remonté à l'aide d'une simple clé anglaise.

7° Le nettoyage est extrêmement facile ; il suffit de dévisser les tuyaux et de faire passer un courant d'eau dans les échangeurs.

En face de ces nombreux avantages que présente l'appareil, peut-être y aurait-il lieu d'indiquer le léger inconvénient constitué par la nécessité de clarifier l'eau à sa sortie du stérilisateur. Un simple passage à travers une couche de charbon ou de sable fin suffit d'ailleurs à cet effet. Mais, à notre avis, un inconvénient d'une bien autre portée réside dans ce fait que le foyer doit être alimenté avec de l'huile. Il faut donc être abondamment pourvu de ce combustible et il nous semble bien que cette condition peut ne pas être toujours facilement réalisée en campagne. S'il faut, outre l'appareil, transporter les quantités d'huile relativement considérables nécessaires à son fonctionnement seulement pendant quelques semaines, l'utilisation de l'appareil paraît devoir être bien souvent compromise. L'huile n'est pas un combustible que l'on trouve partout, et certainement, dans la majorité des cas, il faudra en avoir fait provision par avance. L'appareil Waterhouse-Forbes nous semble donc bien de ce fait ne pas répondre aux conditions exigées d'un bon appareil pratique de purification de l'eau en campagne.

Pour cette seule raison de l'emploi d'un combustible spécial par cet appareil, nous donnerons plutôt la préférence au stérilisateur Rouart, Geneste et Herscher dont le foyer s'alimente indifféremment avec du charbon ou du bois, combustibles faciles à se procurer sur place, le dernier surtout.

Dans les autres pays, l'usage des stérilisateurs dans l'armée n'est pas très en faveur. Les ordonnances relatives au service de santé en campagne, en

Allemagne et en Autriche notamment, n'en font aucune mention. Mais en Angleterre, l'emploi d'appareils stérilisateurs analogues à l'appareil Waterhouse-Forbes est actuellement à l'étude.

C. — Distillation

Bien que ces appareils soient plutôt destinés aux troupes de la marine et trouvent leur place habituelle sur les bâtiments de la flotte, ils peuvent pourtant être également utilisés par les troupes de l'armée de terre. Ils ont été employés par les Anglais en 1884, dans le corps expéditionnaire de Souakim. Plus récemment, à Madagascar, l'eau potable faisant défaut à Majunga au moment de la concentration des troupes, un appareil à distiller l'eau de mer y fut installé,

Les troupes d'infanterie de marine, envoyées en Crète, ont été approvisionnées d'eau distillée par les navires de guerre. Enfin tout dernièrement, d'après le rapport du Dr Jacquemin sur le service de santé pendant la campagne de Chine, quatre appareils distillatoires à grand débit furent utilisés, dont deux à Tien-Tsin même. Ils rendirent de grands services, l'eau du Peï-Ho étant en certains endroits si saumâtre que la distillation seule peut en faire une eau potable. Les soldats japonais buvaient également de l'eau distillée. Un grand appareil distillatoire installé à Takou fournissait de l'eau aux hommes de troupe combattants et aux malades des hôpitaux de toute la région.

Naturellement, de même que les stérilisateurs, ces appareils ne peuvent être employés que par des formations fixes, installées pour un certain temps. Il n'en existe pas de modèle susceptible d'être transporté par une colonne en marche, et d'ailleurs la difficulté de la mise en fonctionnement d'appareils compliqués, le temps assez long nécessité par l'ébullition, l'évaporation et la condensation de l'eau en proscrivent l'emploi pour des troupes en marche.

L'approvisionnement des corps de troupes en appareils à distiller l'eau n'est pas prévue par le règlement sur le service de santé en campagne. Mais les circonstances d'une campagne coloniale de longue durée, amenant l'installation de troupes dans des postes fixes pour un temps plus ou moins long, peuvent être une indication à l'envoi de la métropole d'appareils de ce genre.

Au point de vue de sa potabilité, on fait à l'eau distillée les mêmes reproches qu'à l'eau bouillie : son goût est fade, sa digestibilité diminuée, et de plus, elle exercerait une action nocive sur l'estomac. L'expérimentation pourtant semble prouver que son usage n'entraîne aucun inconvénient pour la santé. Il y a peut-être lieu de citer à ce sujet des essais déjà assez anciens, qui ont été faits sur les forçats de nos ports de guerre, sons le patronage du gouvernement. Quarante et un forçats de trois ports furent soumis, pendant vingt-cinq à trente jours, à l'usage exclusif de l'eau distillée comme boisson.

Ceux de Rochefort furent même isolés sur l'île

d'Énet, alors entièrement dépourvue de citernes. Ils en sortirent avec une santé florissante.

Aujourd'hui l'eau distillée ne compte plus un seul adversaire à bord des navires où elle est employée comme boisson habituelle. Elle pourra donc, à l'occasion, être donnée en toute sécurité aux troupes de l'armée de terre quand les circonstances indiqueront l'opportunité de l'installation d'appareils distillatoires.

CHAPITRE II

Épuration de l'eau par voie mécanique.

Nous ne ferons qu'indiquer la sédimentation qui, dans certains cas où l'on ne disposera d'aucun autre moyen de purifier l'eau, pourra être utilisée par les troupes en campagne. Par le simple repos, les matières terreuses se déposent, et une eau boueuse absolument impropre à la consommation peut après sédimentation être rendue buvable. Mais, bien entendu, au point de vue de l'hygiène, cette eau ainsi grossièrement épurée n'offre aucune garantie de sécurité et reste chargée de germes.

La filtration, même grossière, sera toujours préférable. Dans la plupart des pays, le règlement sur le service de santé en campagne indique des procédés improvisés de filtration qui, à défaut de filtres ou d'autres appareils épurateurs, seraient susceptibles d'améliorer sinon la qualité, du moins l'aspect d'une eau.

En Allemagne (*K. S. O. Anhang*, n° 9), on préconise pour la filtration en grand et pour les longs séjours la construction de filtres simples au moyen de tonneaux dont le fond percé de trous est recouvert d'une épaisse couche de gravier, de petites pierres, de paille hachée, de charbon de bois débarrassé de sa cendre, de laine propre, de feutre ou de substances semblables.

L'eau filtrée est reçue dans des récipients propres. De la même façon on peut employer des tamis métalliques, en guise de filtres.

Si on a des sacs ou des appareils de ce genre propres, on peut les remplir de couches alternatives de cailloux ou de paille hachée et laisser s'écouler lentement l'eau au travers.

Auprès des grands cours d'eau, on peut employer le procédé suivant : sur le bord du cours d'eau, on met en terre jusqu'au bord des tonneaux à fond percé de trous, remplis sur une hauteur d'un pied environ avec des substances filtrantes ; dans chacun de ces tonneaux, on place un deuxième tonneau plus petit dont le fond est également percé de trous ; l'eau filtrée de bas en haut monte dans le second tonneau où l'on peut la recueillir.

La filtration latérale, quand le sol s'y prête, est également recommandée par le règlement. Elle s'effectue à l'aide de puits dits puits abyssins (*Abessinische Bohrbrunnen*), creusés à côté du fleuve.

En Autriche, les mêmes procédés de filtration grossière sont mis en usage par les troupes en campagne.

En France, le règlement actuel sur le service de santé en campagne ne renferme aucune notice concernant les eaux de boisson et leur mode d'épuration. De ce fait, la plus entière initiative se trouve laissée aux chefs de corps et aux médecins pour choisir entre les méthodes plus ou moins imparfaites consacrées par l'hygiène traditionnelle celle qui paraît le mieux appropriée aux nécessités du moment. Pour ce qui est de la filtration improvisée, l'instruction du Comité de santé des armées du 12 septembre 1881 indique comme procédé de filtration extemporanée l'emploi d'une éponge tassée et enfoncée au sommet conique d'un entonnoir en verre. Elle recommande de laver l'éponge à grande eau ; l'eau bouillante serait à préférer pour le lavage, afin de détruire les germes organiques. Mais ce procédé n'est pas utilisable en grand. M. le professeur Morache (1) indique l'emploi d'un procédé analogue à celui que nous avons donné comme étant d'un usage fréquent dans l'armée allemande : une couche de matières filtrantes, sable siliceux ou poudre de charbon, est disposée dans un tonneau ou tout autre récipient un peu vaste qu'on peut se procurer par voie de réquisition ; la filtration s'opère de haut en bas, et l'eau versée par en haut est recueillie, épurée, par un robinet adapté à la partie inférieure du tonneau.

Une colonne détachée, dépourvue de tout matériel tels que tonneaux et substances filtrantes, pourrait clarifier une eau très chargée de matières terreuses par le simple passage à travers une couverture de laine fixée à quatre piquets placés en terre.

(1) Morache : *Hygiène militaire*, Paris, Baillière, 1886.

Ce procédé, comme d'ailleurs les précédents, ne donne à coup sûr que des résultats médiocres, et il est indispensable soit de n'employer qu'une couverture neuve, soit de la passer dans de l'eau bouillante, car cet objet de campement doit *a priori* être regardé comme fort suspect au point de vue des matières organiques qui peuvent le souiller.

A. Filtres a sable et a charbon. — Un moyen plus perfectionné pour épurer une eau suspecte consiste dans l'emploi de filtres. Un grand nombre de modèles utilisés pour les usages domestiques ont été essayés au cours de diverses expéditions coloniales.

Les premiers filtres employés furent des filtres à charbon et à sable; ce sont là en effet les deux matières filtrantes les plus anciennement connues. L'ouvrage de Parkes (1) contient la description de plusieurs modèles de filtres de campagne à charbon et à sable, qui ont été employés dans l'armée anglaise.

Il est fait notamment mention d'un modèle de poche constitué par un petit réservoir métallique cylindrique à l'intérieur duquel se trouve la substance filtrante (charbon ou sable); un tube de caoutchouc adapté à l'une des extrémités permet de boire par succion l'eau filtrée. Ce petit appareil est très employé en Angleterre à la fois par les officiers et par les soldats.

Les troupes en avaient été largement approvisionnées lors de la campagne contre les Achantis et dans les expéditions du Soudan.

(1) Parkes : *Hygiène*, 4th édition, 1873.

En France des modèles du même genre ont été employés par nos troupes en Algérie.

Beaucoup d'officiers s'en servent encore couramment aux colonies pour leur usage personnel ; mais les hommes de troupe n'en sont plus officiellement pourvus, depuis que des appareils plus propres à purifier l'eau d'une façon efficace sont mis en service ; d'ailleurs, comme nous le verrons, les procédés de purification par des moyens chimiques tendent actuellement à obtenir la préférence.

Outre les modèles de poche, d'autres appareils à sable ou à charbon destinés à filtrer l'eau en grand ont été construits pour l'usage spécial des armées en campagne. Toutefois, avant de décrire ces appareils, nous signalerons d'abord quelques dispositifs simples, permettant d'obtenir de l'eau filtrée.

L'un d'eux réalise un filtre solide et commode, souvent employé autrefois par les soldats anglais. C'est un simple cylindre fait de bois ou d'étain, courbé en forme de boucle et ouvert aux deux extrémités. La matière filtrante, charbon, sable ou fin gravier, repose dans la partie la plus inférieure de la boucle. L'eau versée d'un côté est recueillie filtrée à l'autre extrémité. La simplicité du dispositif permet un nettoyage fréquent et rapide.

Un autre moyen rapide de faire passer rapidement une grande quantité d'eau à travers une couche filtrante de sable consiste dans l'emploi d'une caisse à fond percé de trous et contenant la substance filtrante. Le fond de la caisse est immergé dans un ruisseau ; l'eau monte par les trous et traverse la couche filtrante au-dessous de laquelle on la recueille. On obtient le même résultat avec deux caisses placées l'une dans l'autre. La caisse extérieure est percée de trous dans le fond et la caisse intérieure percée de trous dans le couvercle. La matière filtrante est disposée entre les deux caisses. Le tout est plongé dans un cours d'eau ; l'eau monte à travers la couche filtrante et tombe dans la caisse intérieure. D'après le chirurgien-général Woolfryes, ce système a été employé par les troupes anglaises dans la campagne contre les Zoulous.

Un véritable appareil, utilisé en Angleterre et décrit dans l'ouvrage de Parkes, donne deux filtrations successives ; il consiste essentiellement en une caisse filtrante, dans laquelle on a ménagé quatre compartiments communiquant, le premier avec le second, et le troisième avec le quatrième par un orifice inférieur, les deux moyens par un orifice supérieur. La filtration s'opère de bas en haut dans les compartiments 2 et 4 qui contiennent la substance filtrante.

L'eau à filtrer contenue dans un baril est versée peu à peu par le moyen d'un robinet dans le compartiment n° 1 et sort pure du compartiment n° 4.

Un autre modèle de filtre à sable ou à charbon, également utilisé par les troupes anglaises, affecte une forme différente. C'est une caisse cylindro-conique séparée en deux par une cloison médiane longitudinale qui, partant du haut, ne va pas tout à fait jusqu'en bas. Une ouverture est ménagée en haut dans l'un des compartiments. La substance filtrante repose dans le fond de l'appareil de part et d'autre de la cloison médiane. L'eau versée par l'ouverture supérieure dans l'un des compartiments, traverse la couche filtrante de haut en bas, puis pénétrant par la communication inférieure dans l'autre compartiment monte dans celui-ci en traversant de nouveau la couche filtrante, de bas en haut cette fois. Un robinet adapté à ce second compartiment, au-dessus de la couche filtrante, permet de recueillir l'eau épurée.

Dans le filtre de campagne de Crease (*Crease's field filter*), très en usage dans l'armée anglaise, la filtration s'opère en une fois en traversant la couche filtrante de haut en bas. Le filtre agit avec une grande rapidité et donne de bons résultats. Pourtant son usage ne semble pas très pratique pour une troupe en marche, car il résiste difficilement aux chocs. Le chirurgien général Woolfryes rapporte que, dans la campagne de 1879 contre les Zoulous, ce filtre fut trouvé excellent pour le service des hôpitaux, mais inutilisable pour le service en campagne, à cause de sa trop grande fragilité.

Un dispositif dans lequel le nettoyage de la matière filtrante est rendu facile et rapide, par suite de la disposition de cette dernière dans un baril susceptible de recevoir un mouvement de rotation, est réalisé dans un appareil de campagne qui consiste en un tonneau monté sur un axe longitudinal et qu'on peut faire tourner sur lui-même au moyen d'une manivelle. La matière filtrante simplement disposée au fond du tonneau peut être ainsi nettoyée rapidement et aussi souvent qu'on le veut par un brossage énergique.

Signalons enfin comme filtre à charbon d'un usage

très répandu en Angleterre, le filtre Bühring(1), dont les troupes anglaises ont été officiellement pourvues dans l'expédition de la Côte-d'Or en 1873-1874. Chaque appareil est formé d'un cylindre aplati de charbon moulé (*silicated carbon*), terminé par un embout de caoutchouc et contenu dans une boîte métallique de 6 centimètres sur 5. Le cylindre filtrant est fait d'une matière obtenue en portant à une haute température un mélange d'une partie de charbon de bois de hêtre pour cinq parties de charbon animal. La filtration s'opère par capillarité et l'eau coule goutte à goutte.

C'est un moyen hygiénique de boire une eau suspecte, et qui a de plus l'avantage de ne pas exposer le consommateur à boire trop avidement et en trop grande quantité, mais l'appareil, au point de vue de la filtration pure, n'a pas plus de valeur que les autres filtres à charbon ou à sable. Il dépouille seulement l'eau de ses impuretés, tout au moins des particules solides en suspension.

Pour se servir de ce filtre on jette le cylindre de carbone dans l'eau, dans un ruisseau, par exemple, et on aspire à l'aide du tuyau de caoutchouc.

En France, les filtres à charbon ou à sable ne sont plus guère utilisés actuellement que comme filtres de poche Les officiers presque seuls en font usage. D'après l'avis de ceux qui connaissent la question pour l'avoir étudiée pratiquement. il ne convient pas d'ailleurs de généraliser l'emploi des filtres indivi-

(1) Construit par la maison C. Bühring et Cie de Hambourg.

duels. L'homme de troupe, livré à lui-même, a rarement la notion assez forte du danger qu'il court en buvant de l'eau non épurée pour s'astreindre à l'emploi d'un appareil qui ne lui permet de satisfaire sa soif qu'après une assez longue attente, car le débit de ces petits filtres est toujours très faible.

D'ailleurs, comme le faisait ressortir le chirurgien-major Lapasset (1) au XIIIe Congrès international de médecine à Paris, quels que soient les appareils employés, il faut que ce soient des appareils collectifs et non des appareils individuels, soumis au seul contrôle de celui qui s'en sert. Dans ce sens la purification de l'eau doit toujours être faite sous le contrôle d'un officier et de préférence d'un médecin militaire.

L'officier, plus conscient du danger, plus averti, plus soucieux de sa santé et aussi disposant de plus de loisirs, pourra seul employer un filtre individuel. Et encore préférera-t-il souvent recourir à l'eau bouillie, à une infusion de thé ou de café. Le filtre de poche restera donc dans presque tous les cas inutilisé.

D'ailleurs les filtres à sable ou au charbon n'ont aucune valeur au point de vue bactériologique. Leur emploi pourtant n'est pas encore définitivement abandonné, même pour la filtration en grand, comme le prouve la présence de dix voitures Lefèvre, qui figuraient dans le matériel de la colonne expéditionnaire française pendant la campagne de Chine.

(1) Lapasset : Des procédés extemporanés de purification des eaux, *Arch. de méd. et de pharm. mil.*, t. XXXVI, 1900, p. 240.

Ces appareils dans lesquels la filtration s'opère à travers une couche de charbon n'ont rendu aucun service. M. le Dr Jacquemin, directeur du service de santé du corps expéditionnaire, en condamne l'usage sans hésiter : « Ces voitures Lefèvre, dit-il, « sont encombrantes et lourdes ; leur filtre au char- « bon ne donne qu'une sécurité trompeuse, qui « devient par là même un grave danger. Il s'en- « crasse du reste très facilement, est difficile à « nettoyer. Leur seule utilité est de clarifier l'eau « pour permettre ensuite de la faire bouillir. »

Il est à souhaiter que l'usage de ces appareils soit définitivement abandonné.

B. Filtres a l'amiante. — Une filtration plus efficace que par le sable ou le charbon est obtenue avec les appareils dont la matière filtrante est constituée par de l'amiante.

Nous en connaissons quatre modèles, le filtre Breyer, le filtre de Kuhn, le filtre de Piefke, et enfin le filtre Maignen.

1° Filtre Breyer.

Le filtre de Fr. Breyer, de Vienne, a été essayé dans l'armée autrichienne, mais les résultats n'ont pas été très favorables, à cause surtout du faible débit de ce filtre et de la difficulté de son nettoyage. Il est composé d'une toile tendue sur une armature métallique et sur laquelle se dépose une poudre d'amiante très fine. D'après Heichselbaum, ce filtre arrête les spores de la bactéridie charbonneuse et des grains d'outremer de 3 millimètres de diamètre.

D'après les recherches de V. Fodor également, il serait à peu près impénétrable aux germes.

2° Le filtre de Kuhn dont sont actuellement pourvues les troupes autrichiennes a été longuement décrit par le Dr Schucking au Congrès de médecine de 1900 (1). Il est d'une simplicité séduisante : « Un seau « ordinaire de campement en double toile à voile est « muni, dans son fond, de deux tamis métalliques et « d'un tuyau d'écoulement. Chaque filtre comporte « trois doses de 80 grammes de poudre d'amiante. « Pour l'usage, le filtre est suspendu ; on ferme le « tuyau d'écoulement par un bouchon à vis et on « enlève le tamis supérieur. Le récipient est rempli « au tiers avec l'eau à filtrer et on y verse une dose « d'amiante en ayant soin d'agiter avec un bâton ; « le tamis supérieur est ensuite mis en place. Alors « le seau est complètement rempli, l'orifice d'écoule- « ment ouvert et, à mesure que le filtre débite, on le « remplit à nouveau. Quand le filtre a cessé de « fonctionner, l'amiante est lavée, exprimée, séchée « et replacée entre les deux tamis ; de temps à autre « on la purifie simplement par l'ébullition. »

Ce filtre réalise un appareil extrêmement robuste et résistant qui semble parfaitement adapté aux besoins d'une troupe en campagne. La simplicité de son mécanisme, la solidité des éléments qui le constituent, son volume réduit, son poids léger, la facilité de son nettoyage l'indiquent comme le meilleur instrument de clarification de l'eau dont puissent être

(1) Schucking : Ueber Wasserreinigungsmethoden und deren Improvisierung, *Congrès internat de médecine*, Paris, 1900.

munies les troupes en campagne et en particulier les colonnes en marche.

Mais il ne faut pas s'illusionner sur sa valeur réelle en tant que filtre. Il est destiné uniquement à clarifier l'eau ; l'instruction qui le concerne insiste d'ailleurs sur son peu d'efficacité pour purifier bactériologiquement une eau souillée ; à ce point de vue, il n'offre donc pas les qualités exigibles et présente les mêmes défauts que les filtres à charbon et à sable dont nous avons déjà parlé, et que les filtres Maignen, Chamberland et Berkefeld, également en usage dans les armées et que nous décrirons. Mais nous verrons que les deux derniers en particulier, les meilleurs actuellement pour arrêter les germes, sont absolument inutilisables en campagne par leur trop grande fragilité et la difficulté de leur nettoyage. Il y a donc lieu de recommander plutôt l'emploi du filtre de Kuhn qui permettra de clarifier très efficacement l'eau, susceptible d'être soumise ensuite à un traitement de purification chimique, comme on tend à le faire actuellement dans toutes les armées.

3° En Allemagne, on a essayé l'emploi du filtre de Piefke. Il consiste en un certain nombre de petites chambres filtrantes disposées les unes au-dessus des autres et contenant la matière filtrante (mélange de cellulose et d'amiante), soit à l'état amorphe, soit sous forme de tablettes comprimées.

Ces filtres sont établis en plusieurs grandeurs et seraient, d'après les recherches de Plagge, imperméables aux bactéries.

Le filtre est plongé directement au fond du réservoir d'eau ; l'écoulement de l'eau filtrée se fait soit par la force de la pression obtenue en élevant le réservoir, soit au moyen d'une pompe.

Le petit modèle de ce filtre, avec cinq chambres filtrantes, pèse 1 k. 25. La pompe en cuivre qui lui est adjointe, avec chambre à air, poignée et pied, pèse 3 kilogrammes.

Le médecin principal allemand Martin Kirchner (1) s'étend assez longuement sur la description de ce filtre, qu'il indique comme étant l'un des meilleurs, mais il ne dit pas que ce modèle ait été à aucun moment adopté par l'armée.

4° Le filtre à l'amiante, de Maignen, est beaucoup plus connu ; il a été assez longtemps en vogue, principalement en Angleterre où son inventeur et constructeur le fit paraître pour la première fois à l'exposition d'hygiène de Londres, en 1884.

Depuis cette époque, différents modèles de ce filtre ont été successivement construits par MM. Maignen, mais le principe est toujours le même.

Tous ces filtres, malgré leur diversité apparente, peuvent se ramener à un seul type, dans lequel la surface filtrante est constituée :

1° Par un filtre d'amiante ;

2° Par une poudre spéciale de charbon, dite carbocalcis, poudre qui, délayée dans la première eau versée dans le filtre, vient s'appliquer d'elle-même sur le tissu d'amiante. Cette poudre, noire, est un mélange d'hydrate de chaux et de charbon animal

(1) KIRCHNER : *Grundriss des militaer Gesundheitspflege*, Braunschweig, Herard-Bruhn, 1892.

traité par l'acide chlorhydrique. Dans les filtres destinés à fonctionner longtemps sur place, MM. Maignen ajoutent à ces deux couches filtrantes une couche plus ou moins épaisse de charbon en grains, qui rend la filtration plus complète, et qui permet au filtre de fonctionner plus longtemps sans être nettoyé.

Les différents modèles de filtres de campagne Maignen peuvent être classés en trois groupes suivant l'usage auquel ils sont destinés :

1° Filtres utilisables pour une fraction de troupes, pour une ambulance ou un petit hôpital;

2° Filtres individuels;

3° Filtres à grand débit.

1° *Filtres utilisables pour une fraction de troupes' pour une ambulance ou un petit hôpital.* — Ces filtres sont au nombre de trois : le filtre à baquets, le filtre cylindrique et le filtre dit d'hôpital.

a) *Filtre à baquets.* — Ce filtre se compose d'une caisse en fer-blanc étamé, de forme elliptique; au fond de cette caisse vient s'adapter un châssis filtrant, recouvert d'un tissu d'amiante ; au fond du châssis, il existe un tuyau de sortie qui traverse un trou percé dans la paroi inférieure de la caisse et s'y trouve assujetti à l'aide d'un écrou. Deux baquets en fer-blanc s'emboîtent autour du filtre et sont rattachés par des courroies qui forment poignée. L'un des baquets sert à puiser l'eau à filtrer, l'autre sert de support à la caisse filtrante et reçoit l'eau filtrée. Une boîte qui se place dans le filtre pendant le transport contient la poudre dite carbo-calcis ; il existe aussi une petite mesure en fer-blanc, destinée à doser la quantité de poudre qu'il convient d'employer pour monter le filtre.

Quand on veut faire fonctionner ce filtre, on met dans un des baquets pleins d'eau une charge de noir en poudre, on délaye le noir en poudre dans l'eau et l'on verse rapidement dans le filtre, on remplit de nouveau le baquet d'eau jusqu'à ce que tout le noir ait passé dans le filtre qui peut alors fonctionner.

Sans nous occuper pour le moment de la valeur réelle du filtre Maignen au point de vue bactériologique, le modèle que nous venons de décrire présente des avantages incontestables comme filtre de campagne ; son poids de 8 kilogrammes en rend le transport facile, soit à la main, soit attaché sur une bête de somme. De plus, son débit de 40 litres environ par heure est très suffisant et permet de fournir rapidement d'eau potable une petite troupe.

D'après M. Laveran, qui a étudié les filtres Maignen au point de vue pratique, il y aurait lieu de remplacer le fer-blanc étamé dont sont faits les baquets, par un autre métal, moins susceptible d'être détérioré par l'air et par l'eau. Le fer-blanc étamé se rouille, en effet, assez rapidement. Ce modèle présente en outre l'inconvénient de ne pas fonctionner automatiquement ; la poudre carbo-calcis devant être, en effet, versée dans le filtre, délayée dans l'eau à filtrer, celle-ci doit être versée à la main et assez rapidement pour empêcher que la poudre ne se dépose au fond du baquet. La poudre n'est d'ailleurs jamais versée dans le filtre en totalité du premier coup et il faut rajouter plusieurs fois de suite une petite quantité d'eau. L'opération présente donc une somme de travail assez considérable et demande une surveillance continuelle. Pour ces raisons, ce modèle de filtre n'est utilisable que pour une formation fixe, un hôpital de campagne, par exemple, ou une troupe en stationnement.

En Égypte, chacun des huit cents bateaux du Nil, sous les ordres du général Woolseley, portait un filtre à baquets pour un groupe de quinze ou vingt hommes et les services rendus furent très appréciés.

b) *Filtre cylindrique.* — Il se compose d'un cylindre en fonte de 44 centimètres de long sur 22 centimètres de diamètre, à l'intérieur duquel se trouve un second cylindre plus petit, percé de trous et recouvert sur toute sa surface d'une chemise en tissu d'amiante. A ses deux extrémités le cylindre extérieur est fermé d'un côté par une plaque métallique mobile, sans orifices, adaptée à l'aide de boulons ; de l'autre côté également par un disque métallique, mais celui-ci soudé et muni de deux tubulures ; l'une, par laquelle entre l'eau à filtrer, s'ouvre dans l'espace vide compris entre les deux cylindres ; et l'autre, destinée à la sortie de l'eau filtrée, aboutit dans le cylindre intérieur. Un tuyau de caoutchouc reliant la première tubulure et le récipient contenant l'eau impure, conduit celle-ci dans l'espace compris entre les deux cylindres, espace qu'on a rempli de charbon en grains et de poudre de charbon, et la filtration s'opère ensuite à travers la chemise d'amiante, de dehors en dedans. Une légère presssion, obtenue en élevant d'un mètre environ le récipient contenant l'eau à filtrer est suffisante.

Le débit, variable avec la pression de l'eau à son entrée dans le filtre est toujours considérable ; avec un mètre seulement de pression, on obtient jusqu'à 114 litres d'eau filtrée par heure, soit près de 2 litres par minute. Il est toujours facile d'avoir une préssion d'un mètre, puisqu'il suffit pour cela que le réservoir d'alimentation du filtre soit placé sur une table de hauteur ordinaire, le filtre étant à terre.

Le filtre cylindrique est plus solide que le filtre à baquets et se détériore moins facilement ; mais il a contre lui son poids assez élevé, 23 kilogrammes environ, qui pourrait être d'autant plus heureusement allégé que la fonte dont est fait le cylindre extérieur aurait d'autre part tout avantage à être remplacée par un autre métal, moins cassant et moins sujet à se rouiller.

La filtration s'opère, avec ce filtre, automatiquement puisqu'il suffit de mettre le filtre en communication avec le réservoir, par le moyen du tube en caoutchouc ; l'on gagne donc beaucoup de temps et l'opération demande moins de travail. Une modification heureuse consisterait à doter l'appareil, à la place du tuyau de caoutchouc, d'un tuyau en toile imperméable ; le caoutchouc en effet, sous l'influence d'une température un peu élevée, s'altère rapidement ; sous l'influence d'une pression un peu forte, il se rompt alors très facilement, ou bien il se forme de véritables poches anévrismatiques qui rendent l'écoulement de l'eau très irrégulier.

Les deux avantages de filtration automatique et de débit considérable que présente le filtre cylindrique en font un appareil qui doit être préféré au filtre à baquets.

c) *Filtre d'hôpital de campagne.* — Il se compose d'une caisse métallique (cuivre étamé ou fer galvanisé) de forme parallélipipède, au fond de laquelle vient se fixer un châssis de même forme garni d'une toile d'amiante ; la filtration se fait sur le noir en poudre et en grains. Ce filtre est entouré d'osier et muni de courroies et d'anneaux qui permettent de le fixer sur le bât d'un mulet ou de l'accrocher au mur ; un robinet placé à la partie inférieure sert à l'écoulement de l'eau filtrée. Le débit est de 40 litres environ par heure.

Un autre modèle de ce filtre a une forme rectangulaire aplatie ; il est recouvert de cuir et muni de bretelles et se porte à dos d'homme comme un havresac.

2° *Filtres individuels.* — Nous avons déjà donné une appréciation générale sur les filtres individuels. De l'avis de la plupart des gens compétents, il ne faut pas laisser à l'homme de troupe, plus ou moins ignorant, le soin de filtrer lui-même son eau ; car, la plupart du temps, ou il ne le fera pas du tout, ou il le fera mal. Quoi qu'il en soit, MM. Maignen ont, toujours d'après le même principe de filtration, construit plusieurs petits modèles de filtres de poche, qui, entre les mains d'officiers ou de quelques individualités soigneuses, peuvent rendre d'appréciables services.

Un de ces petits filtres, dit « Touriste », n'est qu'un diminutif du filtre à baquets, les deux baquets étant ici remplacés par deux gobelets s'emboîtant l'un dans l'autre.

Il existe deux modèles de filtre « Touriste » qui ne diffèrent que par leur contenance ; le filtre Touriste n° 1 contient un demi-litre, le filtre n° 2 contient un litre ; on peut porter ce filtre plein d'eau et il remplace alors le bidon.

Un deuxième modèle de filtre de poche Maignen affecte une forme cylindrique, un autre a reçu en raison de sa forme le nom de filtre-montre. Ce dernier se compose d'une petite boîte métallique nickelée, cylindrique, avec couvercle pareil se vissant sur la boîte. A l'intérieur de la boîte est contenu un petit châssis filtrant à l'amiante. Aux extrémités de l'un des diamètres du filtre, se trouvent d'un côté un biberon en os, de l'autre côté une tubulure à laquelle est adapté un tuyau de caoutchouc qu'on fait plonger dans l'eau à filtrer. Pour se servir de l'appareil, il suffit de l'ouvrir et de le remplir d'eau et de poudre carbo-calcis. Puis la boîte refermée et le tuyau plongeant dans l'eau, on aspire par le biberon l'eau filtrée. Si le caoutchouc se trouve hors d'usage pour une raison quelconque, on peut encore très bien se servir du filtre en aspirant directement dans un vase rempli d'eau.

Un appareil filtrant destiné à être placé dans les bidons réglementaires des soldats a été également imaginé par M. Maignen. Il consiste essentiellement en une spirale métallique percée de trous et recouverte d'amiante, qu'on introduit dans le bidon; l'autre extrémité sort par l'ouverture supérieure du bidon et se termine par un embout par lequel le soldat peut boire en aspirant l'eau filtrée passée dans l'intérieur de la spirale. Ces bidons ainsi munis d'une spirale filtrante ne peuvent malheureusement plus servir à contenir aucun autre liquide, tel que café ou liqueur quelconque dont l'homme de troupe peut en certaines circonstances être approvisionné et c'est là un inconvénient grave qui a empêché l'usage de ces bidons-filtres de se généraliser. Le filtre, à la vérité, peut bien s'enlever, mais devient alors embarrassant.

3° *Filtres à grand débit.* — MM. Maignen ont construit pour l'armée anglaise d'Égypte plusieurs filtres à grand débit, destinés à être placés dans une voiture à deux roues. Ce modèle, « Tank filtre-rapide », se compose d'une caisse métallique renfermant vingt châssis filtrants garnis de tissu d'amiante; les châssis sont parallèles entre eux et placés transversalement dans la caisse qui mesure 1^{m}53 de hauteur, 1 mètre de largeur et 1^{m}30 de longueur. Dans ces conditions, la surface filtrante est énorme et le débit peut être de 400 à 500 litres à l'heure. On dispose la voiture auprès de la prise d'eau et on y refoule l'eau au moyen d'une petite pompe mise en mouvement par deux hommes. L'eau s'écoule par un robinet auquel on peut remplir des tonneaux mobiles sur roues, ou autres grands récipients à l'usage des corps de troupe.

D'une façon générale, les filtres Maignen offrent de notables avantages sur la plupart des filtres connus, en tant que filtres de campagne.

Ils ne renferment aucune des substances susceptibles de s'altérer telles que : laine, éponges, porcelaine, terre d'infusoires, qui entrent dans la composition d'un grand nombre de filtres, et ils offrent de ce fait une solidité et une résistance particulières, sans lesquelles aucun filtre n'est susceptible d'être utilisé par des troupes en marche.

De plus, le nettoyage et l'entretien de ces filtres est simple et commode. Le démontage de l'appareil s'opère aisément. La chemise d'amiante est stérilisée par l'eau bouillante ; elle pourrait l'être au besoin par le feu, puisque ce singulier tissu minéral est incombustible. La poudre carbo-calcis après un usage de quinze jours ou un mois est jetée et remplacée par de la poudre nouvelle ; il suffit d'en emporter une certaine provision. Quant au charbon en grains, le simple séchage à l'air pendant quelque temps le purifie suffisamment. Le nettoyage des filtres doit être fait environ tous les quinze jours.

Le débit très considérable du filtre Maignen est encore un autre avantage particulièrement appréciable pour une troupe en marche.

Enfin l'eau qui filtre est en contact avec une couche incessamment renouvelée dans la plupart des filtres Maignen et se trouve donc de ce fait suffisamment aérée, contrairement à ce qui arrive, en général, dans les autres filtres.

Il nous reste à considérer la valeur filtrante des appareils Maignen. Elle est bien supérieure à celle des filtres à charbon et à sable dont nous avons dit qu'ils n'étaient rien de plus que des clarificateurs. Mais elle reste inférieure à celle des filtres Chamberland et Berkefeld, également employés dans les armées et dont nous parlerons.

Des expériences faites au Val-de-Grâce par le professeur Laveran, il résulte que les filtres Maignen retiennent non seulement la plupart des particules solides en suspension (filtration mécanique), mais encore une partie des substances en dissolution, matières organiques, sels métalliques (filtration chimique). Pour que la filtration chimique s'opère dans de bonnes conditions, il est nécessaire que la filtration ne soit pas trop rapide (ce qui arrive quand l'eau filtre sous une forte pression) et que les couches de charbon en poudre ou en grains soient beaucoup plus épaisses que celles qui suffisent à la filtration mécanique. « L'eau filtrée à l'aide du filtre cylindrique, dit M. Laveran (1), est très pure, même lorsque l'on fait arriver dans le filtre une eau très trouble obtenue en délayant la boue dans l'eau. Les cultures faites sur la gélatine ne laissent passer qu'un petit nombre de germes. »

D'après des expériences plus récentes, ce dernier

(1) Laveran : Des filtres Maignen, *Archives de médecine et de pharmacie militaire*, 1900, t. XXXVI, p. 240.

point ne semblerait pas exact et la plupart des auteurs s'accordent à considérer actuellement le filtre Maignen comme fort peu efficace pour arrêter les germes. En ce sens, son emploi ne peut donc donner qu'une sécurité illusoire et une eau contenant des germes pathogènes sera aussi dangereuse après la filtration qu'avant.

Pour ces raisons, il n'y aurait donc pas lieu de pourvoir les troupes d'un appareil incapable de rendre les services qu'on attend d'un bon filtre.

Actuellement, il est reconnu que le seul filtre capable de purifier une eau de ses microbes, le filtre Chamberland-Pasteur, est, comme nous le verrons, absolument inutilisable en campagne. Il ne faut donc songer à employer la filtration que comme un moyen de débarrasser l'eau de ses impuretés, et, dans certains cas, de lui enlever certains principes chimiques nuisibles, comme c'est le cas, par exemple, pour le filtre Maignen. Dans ce sens, le filtre Maignen peut donc être considéré comme un bon filtre. Les avantages de simplicité, de solidité, de nettoyage facile qu'il présente, signalaient les appareils Maignen à l'attention des médecins militaires d'une façon toute particulière. Les troupes anglaises, qui, les premières, les ont utilisés en Égypte, n'ont eu qu'à s'en féliciter. Les officiers anglais, qui font un usage habituel du filtre dit « Touriste », disent le plus grand bien de ce petit appareil. Lord Woolseley et le colonel Butler en Égypte, Stanley au Congo, s'en servaient toujours pour leur usage personnel.

Il y a quelques années, avant que ne se dessinât le

mouvement actuel en faveur de l'épuration de l'eau par des procédés chimiques, le filtre d'hôpital de campagne était encore en service dans tous les hôpitaux anglais de campagne, en Égypte, au Soudan, aux Indes, et donnait de bons résultats.

En France les troupes n'ont jamais été, à notre connaissance, pourvues officiellement de filtres Maignen. Mais dans beaucoup d'expéditions coloniales, il en a été fait usage.

Le Dr Rangé, médecin en chef du corps d'occupation du Bénin (1892-1893), signale dans son rapport médical sur le service de santé (1) que les sociétés de secours avaient envoyé au corps expéditionnaire des filtres Maignen, filtres individuels et filtres collectifs. « Ces filtres, dit le Dr Rangé, s'encrassent rapidement s'ils ne sont pas nettoyés en temps opportun, ils exhalent une mauvaise odeur, leur nettoyage quoique simple est encore trop compliqué pour le soldat en campagne », et il ajoute, exprimant la même opinion que nous avons déjà formulée à propos de l'emploi des filtres individuels : « et d'ailleurs il nous semble préférable, au point de vue de la bonne hygiène des troupes, que l'eau potable soit distribuée au bataillon ou à la compagnie, à l'étape, plutôt que de laisser le soldat se servir de son filtre à son gré pendant la marche. »

La mission Marchand avait également à son service quelques filtres à l'amiante, le Dr Emily, médecin de la mission rapporte que ces filtres n'ont pu être

(1) Dr Rangé : Rapport sur le service de santé du Bénin, *Arch. de méd. navale*, t. LXI, p. 100.

utilisés. « Tous les coloniaux, dit-il, savent qu'il n'est pas possible de faire filtrer de l'eau quand on doit fournir une étape à pied tous les jours. »

Les Français ne semblent donc pas partager l'opinion favorable des Anglais sur les filtres Maignen, tout au moins en ce qui concerne les filtres de poche et les filtres de campagne proprement dits, destinés aux troupes en marche ; quant aux autres modèles, tout le monde s'accorde à les trouver excellents pour le service dans un hôpital, dans une ambulance fixe, dans un poste détaché, dans tous les cas enfin où l'on dispose des ressources et du temps nécessaires au nettoyage et à l'entretien des appareils.

C. Filtre Chamberland. — En raison de son pouvoir, universellement reconnu, d'arrêter véritablement les germes, il était tout naturel qu'on songeât à utiliser le filtre pour purifier l'eau de boisson en campagne ; des expériences pratiques ont donc été faites en grand nombre avec le filtre Chamberland ; disons tout de suite qu'elles n'ont pas été très favorables, tout au moins pour ce qui concerne les troupes en marche.

Nous croyons inutile d'insister sur la description du filtre Chamberland dans lequel l'élément filtrant est constitué par un ou plusieurs cylindres creux en porcelaine dégourdie. L'eau impure traverse la bougie de dehors en dedans sous l'influence d'une pression qu'on produit au moyen d'une pompe aspirante et foulante, quand l'eau dont on dispose n'est pas déjà sous pression, ou bien grâce à une aspiration déterminée dans l'intérieur des bougies qui plongent dans l'eau. Cette aspiration peut être obtenue soit au moyen de l'écoulement continu produit par un tube d'évacuation faisant siphon, soit au moyen d'une petite pompe.

Divers modèles de filtre Chamberland sont construits spécialement à l'usage des troupes en campagne. Ces modèles connus sous les noms respectifs de type n° 1, type n° 2, type n° 3 ont été utilisés dans diverses expéditions coloniales, notamment par la colonne expéditionnaire du Dahomey (1892). M. Molinier, pharmacien de 2ᵉ classe de la marine qui accompagnait la colonne, a examiné de près le fonctionnement de ces différents modèles et nous ne saurions mieux faire que de lui emprunter la plupart des appréciations qui vont suivre (1).

Pour mieux juger de la valeur respective de chacun des trois types considérés, rappelons d'abord les conditions que doit réunir un bon filtre de campagne, destiné à des troupes en marche : 1° n'être pas trop lourd ; 2° être d'une construction soignée et robuste, de façon à pouvoir supporter sans avaries sérieuses les nombreux chocs inévitables en marche ; 3° se démonter facilement et rapidement.

Type n° 1. — Ce type est un filtre de 25 bougies, muni d'un nettoyeur André. Il présente trois inconvénients, relativement à son poids, au nettoyeur André et à la pompe. Les filtres de ce type pèsent en

(1) MOLINIER : Quelques remarques sur les filtres Chamberland en usage dans la colonne expéditionnaire du Dahomey (1892), *Arch. de méd. navale*, t. LXII, p. 469.

effet de 72 à 75 kilogrammes et ne peuvent par conséquent constituer la charge d'un seul porteur, charge qui ne dépasse guère 30 kilogrammes. Deux porteurs même ne suffisent pas; trois porteurs, d'autre part, forment un groupe dissymétrique et ne peuvent porter ensemble une même charge; le transport du filtre demande donc le concours de quatre hommes. De plus on conçoit combien il est difficile de porter à quatre sur un terrain plus ou moins accidenté et généralement couvert de hautes végétations. Pour cette seule raison, ce filtre ne saurait convenir aux troupes en marche, mais outre ce défaut capital, il présente d'autres défectuosités dues principalement à son nettoyeur spécial.

Ce nettoyeur est constitué par un certain nombre de tubes verticaux percés de trous et munis de petits frottoirs en caoutchouc en contact avec les bougies. Ces frottoirs mis en mouvement par le jeu d'une manivelle extérieure, agissent circulairement et dans le sens vertical sur toute la surface des bougies que lavent en même temps des jets d'eau s'échappant des orifices des tubes verticaux du nettoyeur.

Dans nos pays à climat tempéré, ce nettoyeur agit très efficacement, grâce à l'adhérence intime des frottoirs aux bougies mais il n'en est plus de même aux colonies, où, sous l'influence de la température élevée, le caoutchouc des frottoirs se racornit ; ceux-ci cessent donc d'être en contact avec les bougies et le nettoyage ne s'effectue plus que d'une façon très imparfaite. Il y aurait peut-être lieu toutefois de rendre possible l'emploi des nettoyeurs en remplaçant les frottoirs de caoutchouc par de petites brosses dures, garnies par exemple de soies de sanglier, non suceptibles d'être déteriorées par une température humide de 30° à 40°,

L'altération des frottoirs de caoutchouc ne constitue pas le seul inconvénient des nettoyeurs. « Chez « quelques-uns d'entre eux, dit M. Molinier (1), l'axe « supérieur fileté a été brisé à la suite du serrage « forcé que l'on est obligé de faire pour obstruer « l'écrou de sortie; chez d'autres les petits tubes ver- « ticaux auxquels sont fixés les frotteurs se sont « détachés de leur support horizontal ; or ces avaries « arrêtent le fonctionnement du nettoyeur et ne « peuvent être réparées que par des soudures, opé- « ration qu'il n'est pas toujours facile d'effectuer en « campagne et dont le plus grand désagrément est « d'immobiliser le filtre pendant quelques heures « d'étape, c'est-à-dire au moment où il est appelé à « rendre des services. »

La suppression du nettoyeur entraîne celle du trou supérieur donnant passage à la tige filetée, et cette suppression n'est pas sans avantages, car, par cette ouverture, il se produit souvent des fuites. quelque fort que soit le serrage, serrage qui, comme il est dit plus haut, a provoqué plusieurs fois la rupture de la tige filetée. Il résulte de ces fuites que la couche d'air qui doit faire pression sur le liquide à filtrer s'échappant peu à peu, il arrive un moment où l'eau remplit toute la capacité du réservoir ; dès lors, si on continue à pomper, les liquides étant incompressibles,

(1) Molinier : *Loco citato.*

il peut se produire soit une déformation, soit même une rupture avec explosion. C'est ainsi que M. Molinier rapporte qu'au cours de l'expédition, le couvercle d'un filtre de quinze bougies fut projeté à quelque distance, entraînant le nettoyeur et brisant plusieurs bougies. La cornière supérieure de la partie cylindrique du réservoir avait cédé et le filtre fut définitivement mis hors d'usage.

Pareil accident ne peut se produire qu'avec un appareil neuf, car, à l'usage, les pompes s'usent et ne donnent dès lors qu'un refoulement insuffisant pour provoquer une rupture. Ce sont donc les appareils neufs, c'est-à-dire précisément ceux dont on attend le plus de services qui sont le plus exposés à être déteriorés d'une façon irréparable.

Quant aux pompes adaptées aux filtres du type n° 1, dénommées pompes universelles à clapets mobiles, voici ce que M. Molinier dit de leur fonctionnement : « Elles ne donnèrent généralement qu'un court « service et exigèrent, au bout de peu de temps, des « réparations incessantes. Leurs défectuosités doi« vent être surtout attribuées au défaut de dureté de « l'alliage dont elles sont faites. Sous l'influence du « frottement, les parois intérieures du corps de « pompe, ainsi que les bords de la petite palette « mobile, supportant les clapets supérieurs, ne « tardèrent pas à s'user. Comme conséquence, l'ajus« tage étant détruit, la raréfaction de l'air ne se fai« sait plus au-dessous des clapets et il n'y avait « plus d'aspiration. Il fallait donc amorcer la pompe « en la remplissant d'eau, manœuvre peu commode,

« vu la position de la tubulure ménagée à cet effet, « et d'autant plus importune qu'elle devait être « répétée chaque fois que l'on cessait de pomper, ne « fût-ce que pendant quelques minutes. De plus les « manivelles ne résistèrent pas aux chocs alternatifs « qu'elles avaient à subir et durent être renouvelées ; « enfin le presse-étoupes de l'axe de la palette mobile « fuyait constamment, de sorte que, dans leur « ensemble, les pompes furent de déplorables auxi- « liaires. Ces appareils demanderaient à être cons- « truits solidement de façon à pouvoir être confiés « à des mains inexpérimentées d'indigènes, sans « crainte de dérangement. »

Enfin, le démontage du filtre de ce type est beaucoup trop long, vu la multiplicité des écrous.

Type n° 2. — Le filtre de ce type est de 15 bougies seulement ; il est plus petit que le modèle précédent et peut être porté par un seul homme ; sa légèreté relative est due à ce que les calottes supérieure et inférieure du réservoir sont en tôle galvanisée au lieu d'être en fonte comme celles du type n° 1. De plus, le support est tubulaire au lieu d'être massif. Mais à côté de cet avantage, le filtre de ce modèle présente l'inconvénient d'un assez faible débit et celui plus grave d'être d'une construction peu soignée. Les soupapes de l'ouverture supérieure ainsi que de la tubulure inférieure de vidange cessent très vite de fonctionner, par suite de l'altération du caoutchouc ; la fermeture n'est plus hermétique et on ne peut plus atteindre une pression suffisante pour accélérer le débit du filtre.

En outre, ce type n° 2 présente les mêmes inconvénients que le type n° 1 relativement au mauvais fonctionnement du nettoyeur ou à la longueur du démontage.

Type n° 3. — Sous le rapport du poids, ce type est inférieur au type n° 2 et supérieur au type n° 1 ; il pèse en effet 50 kilogrammes ; il est construit spécialement pour l'usage des troupes en marche, et offre une résistance que n'ont pas les deux premiers modèles ; il se place habituellement sur un brancard porté par deux hommes. Son principal avantage réside dans sa simplicité ; il présente en effet un couvercle unique qu'on peut enlever très rapidement, grâce à un système de fermeture analogue à celui de l'autoclave Chamberland et qui permet de nettoyer directement le filtre au moyen d'une brosse, car ce modèle ne possède pas de nettoyeur André.

La pompe qui accompagne ce modèle est du type classique des pompes à piston plongeant, par conséquent fort simple.

M. Molinier, qui n'a vu fonctionner le type n° 3 que pendant quelques jours, ne donne pas d'appréciation sur la durée de ses services. D'après lui, il y aurait lieu, avec les données fournies par les trois modèles, de construire un filtre réalisant les conditions exigées par le service en marche.

« Il suffirait, dit-il, de supprimer le brancard du type n° 3 et d'adapter à sa cuve, dont la supériorité est indéniable, un support analogue à celui du type n° 2.

La pompe qui s'y trouve fixée au brancard serait juxtaposée à la cuve, comme cela existe dans les types n° 1 et n° 2. De cette façon, le poids de tout le système serait considérablement réduit. Enfin la cuve, au lieu d'être basculante, serait rendue fixe, le couvercle occupant la partie supérieure ; par suite, le système filtrant devrait être renversé, afin de faire déboucher le tube d'écoulement à la partie inférieure, en opposition avec la tubulure de vidange. »

Nous n'avons encore envisagé que les inconvénients inhérents au poids presque toujours trop considérable des appareils Chamberland, et ceux dus aux difficultés de leur démontage et de leur nettoyage. Mais il est non moins important de considérer si le débit du filtre, après un certain usage, reste bien le même qu'au début. L'avis unanime de tous ceux qui ont vu fonctionner le filtre Chamberland est que le débit de ces appareils diminue très rapidement et même cesse complètement dans certaines circonstances : quand, par exemple, le filtre doit être alimenté avec des eaux particulièrement boueuses, ou bien quand le temps dont on dispose ne permet que de trop rares nettoyages.

Le Dr Rangé, dans son rapport médical sur le service de santé du Bénin (92-93) (1), dit qu'aux essais les filtres Chamberland fournirent le rendement indiqué ; le débit était rapide, l'eau préalablement alunée et reposée n'encrassait pas les bougies et sortait limpide de l'appareil.

Mais il n'en fut pas de même lorsque la colonne eut commencé ses opérations. Bientôt on se plaignit de tous côtés que les filtres ne fonctionnaient plus, et

(1) Rangé : *Loco citato.*

les nettoyages les mieux faits ne parvenaient pas à rendre aux filtres leur débit primitif.

Le Dr Barthélemy, médecin de la marine, qui a vu également au Dahomey fonctionner les filtres Chamberland rapporte des faits analogues (1). Pendant les opérations sur les bords de l'Ouémé, les filtres travaillaient avec de l'eau limpide, fonctionnaient bien et suffisaient aux besoins de la troupe. Mais il fallut quitter l'Ouémé pour marcher sur Abomey. « Là, plus de cours d'eau ; nous étions obligés de boire l'eau des mares ou l'eau du ciel, quelquefois de ne pas boire du tout. Si l'eau du ciel n'offrait aucun inconvénient, elle était rare, difficile à ramasser et à conserver. Il fallait donc consommer celle que nous trouvions dans les trous ; or cette eau était vaseuse, chargée de matières organiques en décomposition ; les filtres (nous en possédions trois à quinze bougies par groupe) étaient encrassés, les bougies sales ne se nettoyaient que très difficilement, recouvertes qu'elles étaient d'un enduit gluant, de sorte que leur débit était insuffisant... Les filtres pourraient rendre de réels services à une troupe opérant sur les bords d'un fleuve aux eaux limpides. Mais alors ce n'est pas trois filtres pour 261 Européens qu'il faudrait, c'est un filtre de quinze bougies pour 20 hommes. »

Pendant la dernière campagne de Chine, le corps expéditionnaire français possédait 3.000 bougies Chamberland. M. le Dr Jacquemin, médecin en chef de la marine, directeur du service de santé

(1) Barthélemy : La guerre au Dahomey, *Arch. méd. nav.*, 1896, t. LX, p. 181.

du corps expéditionnaire, exprime, dans son rapport, l'opinion que ces filtres Chamberland ne sont pas du tout pratiques pour les troupes en campagne. « Nous ne les avions, dit-il, emportés en Chine, qu'en vue des petits postes isolés. »

A l'étranger, l'usage du filtre Chamberland n'a été, à notre connaissance, officiel qu'aux États-Unis. Des filtres Chamberland furent mis en service notamment pendant la guerre hispano-américaine. Le médecin général, directeur du service de santé pendant cette campagne, fait connaître, dans une circulaire du 8 août 1899 (1), le résultat des études poursuivies par une commission sur les moyens pratiques d'épuration de l'eau en campagne. D'après cette circulaire, le filtre Chamberland, monté en batteries de plusieurs bougies, a paru offrir toutes garanties au point de vue de la purification de l'eau, mais ses inconvénients résident dans la fragilité des bougies et leur encrassement rapide, la faiblesse du débit et la nécessité de stérilisations fréquentes.

Il ressort donc bien nettement que le filtre Chamberland, à supposer même qu'on en construisît un modèle répondant à toutes les exigences d'un filtre de marche, ne saurait être utilisé par une troupe en déplacement ; car cette troupe, n'ayant pas le choix des eaux, devra se servir de celles qu'elle trouvera sur sa route, si boueuses soient-elles, et le filtre se trouvera, de ce seul fait, très rapidement hors d'usage, comme l'expérience l'a prouvé.

(1) *Report of the Surgeon General to the Secretary of war*, Washington, 1899. Government printing Office.

Tout autres sont les conditions dans lesquelles se trouvent les troupes à poste fixe. Établies presque toujours sur les bords d'un cours d'eau, elles disposent d'une eau sinon bonne à consommer, du moins claire et susceptible d'être filtrée sans que l'abondance des résidus mette l'appareil hors d'usage. A défaut même d'une eau naturellement claire, une troupe stationnaire a tout le loisir de la laisser se clarifier par décantation. Elle est d'ailleurs la plupart du temps approvisionnée de ce qui est nécessaire pour pratiquer l'alunage, à la suite duquel la filtration pourra s'opérer sur les bougies Chamberland dans d'excellentes conditions et sans les encrasser beaucoup.

Enfin, en station, on aura toujours le temps de procéder à des nettoyages aussi fréquents et aussi soignés qu'il sera nécessaire.

L'usage des filtres Chamberland serait donc à recommander pour toutes les troupes à poste fixe et les hôpitaux de campagne, si les moyens de purification chimique de l'eau, qui tendent actuellement à prévaloir, ne devaient, comme nous le verrons, obtenir la préférence.

D'ailleurs, même à poste fixe, les filtres Chamberland sont toujours passibles des reproches relatifs à la pompe et aux frotteurs.

D. Filtre Nordtmeyer-Berkefeld. — Ce filtre (1) est employé en Allemagne, en Angleterre et en Italie.

La matière filtrante est constituée par de la terre

(1) Construit par la maison Berkefeld, de Celle (Hanovre).

d'infusoires agglomérée en bougies assez semblables aux bougies Chamberland. La bougie est contenue dans un cylindre métallique pourvu d'une tubulure latérale par laquelle arrive l'eau qui filtre de dehors en dedans et sort par la partie supérieure de l'appareil. A la partie supérieure se trouve une tubulure de vidange.

Les bougies peuvent être nettoyées au moyen d'une brosse et stérilisées par l'ébullition ; mais celle-ci, à cause de la très grande fragilité des bougies, doit être effectuée avec beaucoup de soin. Certains modèles de filtres Berkefeld sont pourvus d'une brosse cylindrique disposée entre la bougie et l'armature métallique et au moyen de laquelle le nettoyage s'effectue très facilement.

D'après les recherches instituées par H. Nordtmeyer à l'Institut d'hygiène de Breslau (1), deux filtres donnèrent de l'eau stérile pendant dix jours avec une température de 12° à 15° centigrades. Un troisième filtre, avec une température de 25°, ne donna de l'eau stérile que pendant trois jours.

D'après H. Bitter (2), le débit du filtre Berkefeld est sensiblement plus élevé que celui du filtre Chamberland. D'après les recherches de Prochnik (3) à l'Institut d'hygiène de Vienne, les filtres restèrent

(1) Nordtmeyer : Ueber Wasserfiltration durch Filter aus gebrannter Infusorienerde, *Zeitschrift f. Hygiene*, Bd X, 1897, p. 145.

(2) Bitter : Die Filtration bakterientrüber und eiweisshaltiger Flüssigkeiten durch Kieselgukrfilter, *Zeitschrift f. Hygiene*. Bd X, 1891, p. 155.

(3) *Vortrag auf dem VII. internationalen Congress fur Hygiene und Demographie in London*, 1891.

stériles pendant trente-sept jours et donnèrent avec une pression d'une atmosphère près de 40 litres d'eau filtrée par heure.

D'autres expériences ont montré que la filtration devait toujours être faite sous pression, sinon les germes passent très rapidement à travers la bougie et le débit est ralenti considérablement. C'est ainsi qu'un filtre qui, avec la pression de l'eau au sortir de son tuyau d'amenée restait stérile pendant quinze jours, se laissait en moins de trois jours traverser par les bactéries quand on n'utilisait que la très légère pression obtenue en élevant de quelques pieds les récipients contenant l'eau impure. L'eau contenait alors plus de germes à sa sortie du filtre que lors de son entrée, et de plus le débit qui, par filtration sous pression, se maintient pendant des semaines au chiffre élevé de 100 à 120 litres à l'heure, tombe à 4 ou 6 litres sans pression.

La pression est donc une condition nécessaire au fonctionnement du filtre. Dans le modèle de campagne, spécialement contruit par la maison Berkefeld, la pression est obtenue au moyen d'une pompe aspirante et foulante, en cuivre, jointe à l'appareil. Ce filtre de campagne est construit en cinq grandeurs différentes, donnant respectivement 180, 60, 45 et 30 litres d'eau à l'heure.

Le filtre Berkefeld est couramment employé dans l'armée allemande ; toutes les formations sanitaires de première ligne en sont pourvues, mais il ne semble pas qu'on ait à se louer partout de son fonctionnement.

Lors de la dernière campagne de Chine, un grand nombre de filtres Berkefeld furent mis en usage dans le corps expéditionnaire allemand, comme l'indiquent deux médecins militaires, MM. Morgenroth et Weigt, dans un rapport sur l'approvisionnement en eau des troupes de Tien-tsin (1).

Les filtres étaient arrivés en assez bon état; un certain nombre pourtant présentaient quelques avaries, facilement réparables d'ailleurs ; assez souvent, notamment, les pièces métalliques assujettissant l'enveloppe des bougies au socle en bois furent trouvées brisées. Ces pièces pourraient être avantageusement faites de fer forgé ; elles seraient bien moins fragiles et l'appareil tout entier se trouverait en même temps allégé et plus transportable.

On voulut utiliser ces filtres pour épurer l'eau très limoneuse du Peï-ho mais les résultats furent loin d'être favorables. Si, en effet, on obtenait très facilement dans la première minute 15 litres d'eau claire, la même quantité d'eau ne passait plus ensuite à travers le filtre qu'en quatre-vingts secondes, puis en trois minutes (déjà plus difficilement); enfin il fallait cinq minutes, puis un quart d'heure pour obtenir ces 15 litres d'eau, si bien qu'au bout de vingt-cinq minutes, le filtre était complètement inutilisable, du fait de l'épaisse couche de vase déposée sur les bougies.

L'eau obtenue était complètement claire et totalement exempte de germes pathogènes pendant les

(1) Morgenroth et Weigt : Bericht über die Wasserversorgung in und um Tientsin, *Hygienische Rundschau*, 1901, S. 773-783.

deux premiers jours d'usage du filtre ; au bout de ce temps, les bactéries traversaient les bougies.

Pour épargner le temps assez considérable nécessité par le montage et le démontage des appareils à chaque déplacement, ils furent mis tout montés sur des chariots de mandarins et transportés de cette façon. Pendant les marches ces filtres ainsi assujettis rendirent en maintes occasions de remarquables services. Ils résistèrent au passage par les plus mauvais chemins et l'union de toutes les parties métalliques constitutives resta intime. Quant aux bougies, il n'y en eut que très peu de brisées.

Mais quand vint la saison froide, on eut beaucoup de peine à empêcher les pompes de geler ; il fallut après chaque usage les vider complètement de leur eau, ainsi que les cylindres contenant les bougies et ces bougies elles-mêmes.

Quoi qu'il en soit, ces filtres Berkefeld rendirent en maints endroits de réels services, mais Morgenroth et Weigt pensent cependant qu'ils ne sont pas appelés à être jamais beaucoup utilisés. « Nous sommes persuadés, disent-ils, qu'on a fait œuvre utile en dotant les troupes du filtre Berkefeld ; c'était d'ailleurs, au moment où le corps expéditionnaire est parti, le meilleur que l'on pût choisir. Mais si, pour l'avenir, on introduit dans l'armée de grands appareils locomobiles destinés à faire bouillir l'eau, il est probable qu'on écartera le filtre Berkefeld, sinon totalement, du moins en grande partie. »

Les troupes italiennes, qui dans l'expédition de Chine avaient été également pourvues de filtres Berkefeld, n'ont pas eu non plus à se louer de leurs services. Ces filtres furent si rapidement hors d'usage que, presque dès le début de la campagne, on fut obligé de recourir à la purification par le brome.

Les troupes anglaises font actuellement usage d'un filtre système Berkefeld construit d'une façon un peu spéciale sur les indications du major Firth, professeur d'hygiène de l'école de médecine militaire de Netley. L'appareil se compose toujours d'une bougie enfermée dans un étui métallique, et d'une petite pompe aspirante et foulante ; ces deux pièces étant reliées entre elles et supportées par un trépied en acier. Mais l'ensemble du système est démontable et se dispose dans un panier d'osier qui peut être porté dans un fourgon de compagnie ou amarré à la selle d'un cavalier. Le panier contient de plus, dans un compartiment spécial, une bougie de rechange et des rondelles de caoutchouc et de cuir. Le débit de ce filtre est d'environ 34 litres d'eau en dix minutes.

Il y a un filtre par unité de cent hommes. Sur ces cent hommes, un au moins doit être au courant du mécanisme et de l'emploi du filtre. L'officier commandant l'unité est tenu de veiller à cette dernière prescription. D'ailleurs une instruction détaillée, mais simple, imprimée sur étoffe, explique clairement le maniement, le démontage et le nettoyage de l'appareil.

Ces filtres ont été utilisés récemment par les troupes anglaises, pendant la campagne de l'Afrique du Sud. L'emploi du filtre Berkefeld a été en effet officiellement recommandé depuis le commencement de la guerre, mais il ne semble pas que les résultats obtenus aient été bien encourageants, car certaines unités ont employé de préférence pour stériliser leur eau un procédé chimique inventé par Parkes et Rideal et consistant dans l'emploi du bisulfate de soude. Nous en reparlerons plus loin. De plus, nous savons que pendant toute la durée de la guerre, le gouvernement s'est beaucoup préoccupé de cette question de la purification de l'eau potable pour les troupes de l'Afrique du Sud. La fièvre typhoïde faisait d'énormes ravages dans l'armée anglaise et l'opinion publique s'en était émue. Le 2 août 1900, une interpellation était portée à la Chambre des Communes à Londres, par le docteur Farquharson, posant au sous-secrétaire d'État de la guerre la question de savoir si, en considération de l'extension de la fièvre typhoïde, il voyait la possibilité d'augmenter le nombre des filtres de poche Rustem dont ont été pourvues les troupes. M. Wyndham répondait qu'il n'avait pas connaissance que les troupes aient été munies de filtres de ce système, les seuls filtres employés étant des filtres Berkefeld, des filtres Stack et des filtres Bronlow.

Nous n'avons aucun renseignement sur ces derniers systèmes de filtre ; mais quoi qu'il en soit, il est ici question également de filtres Berkefeld, et l'interpellation que nous rapportons semble bien prouver que ces filtres ne rendirent pas de grands services. Un article du journal anglais *The Lancet* (1)

(1) *The Lancet*, 1901, t. II, p. 379.

nous montre combien le grand nombre de cas de fièvre typhoïde parmi les troupes de l'Afrique du Sud a mis cette question des filtres à l'ordre du jour : « On discute énormément, dit l'article, dans les cercles d'hygiène publique, sur les mérites des filtres dont ont été pourvus nos soldats. Il est établi que les filtres fournis par le ministère de la guerre sont inefficaces et perméables au bacille typhoïdique. Et s'il en est ainsi, il est évident que ces filtres, vu la propagation de la fièvre typhoïde dont beaucoup de nos soldats ont souffert, ont donné une fausse sécurité. Il faudrait donc que le ministère de la guerre fasse autre chose. Il est probable qu'aucun filtre portatif ne peut être regardé comme donnant toute sécurité, dans les conditions difficiles où nos troupes font campagne. Se procurer de l'eau est déjà bien difficile ; comment, dans de telles circonstances, les filtres pourraient-ils être nettoyés et stérilisés ? Les données des expériences de laboratoire n'ont que peu de valeur dans des cas semblables, et il semble qu'une méthode de purification autre que la filtration, par exemple l'addition de bisulfate de soude, soit indiquée. Nous espérons que la question sera prise en considération. »

On voit donc que les filtres Berkefeld du ministère de la guerre étaient bien loin de donner satisfaction.

En Amérique, où ils ont été employés par les troupes des Éats-Unis pendant la guerre contre les Espagnols, ces filtres ont donné lieu aux mêmes plaintes, et, pour le service, on dut les associer à des filtres à l'amiante qui opéraient d'abord une filtration grossière sans laquelle les éléments du filtre Berkefeld, rapidement encrassés par les dépôts abondants d'une eau très souillée, devenaient vite hors de service. Ainsi associés avec des filtres à l'amiante, les appareils Berkefeld ont rendu certains services, et le médecin général américain, dans son rapport au secrétaire de la guerre (1), en préconise l'emploi en ces termes : « Je recommande que des filtres portatifs du modèle approuvé (modèle Berkefeld) soient fournis aux troupes dans les camps ; elles en feront usage en marche et dans toutes autres circonstances où l'eau consommée est susceptible de contamination. Les commandants de compagnie seront responsables de l'usage de ces filtres ; comme ces appareils réclament un nettoyage fréquent et un maniement soigneux, ils seront placés sous la surveillance immédiate d'un officier de confiance suffisamment instruit et disposant d'un détachement approprié pour l'assister dans la filtration de toute l'eau nécessaire à la boisson. »

Le filtre Berkefeld est également en usage en Russie où les formations sanitaires et les hôpitaux de la Croix-Rouge en sont pourvus ; mais nous n'avons pu recueillir aucun renseignement exact sur l'emploi de ces filtres dans l'armée russe.

Quoi qu'il en soit, de l'ensemble des opinions émises sur le fonctionnement du filtre Berkefeld, il ressort donc que ce filtre peut, à la vérité, rendre de bons services dans certaines conditions. Mais ces

(1) *Report of the Surgeon General to the Secretary of war*, Washington, 1899, Government printing Office.

conditions sont rarement réalisables en campagne. La fragilité des bougies, l'encrassement rapide, le débit très vite insuffisant sont des défauts auxquels il est bien difficile de remédier, Il nous semble donc que le filtre Berkefeld, comme le filtre Chamberland, devrait être exclusivement réservé aux troupes en stationnement, qui se trouvent seules dans les conditions nécessaires à assurer un bon fonctionnement de l'appareil. Mais les procédés chimiques d'épuration de l'eau actuellement en faveur sont, nous l'avons dit, appelés à supprimer bientôt complètement l'emploi des appareils filtrants et l'avenir du filtre Berkefeld est donc, comme celui des autres filtres sérieusement compromis.

CHAPITRE III

Stérilisation de l'eau par des procédés chimiques.

L'épuration de l'eau par l'addition de substances chimiques est une opération simple, facile, ne nécessitant la plupart du temps aucun matériel spécial et apparaît, de prime abord, comme un moyen particulièrement adapté aux conditions du service en campagne. Un grand nombre de substances ont été indiquées comme susceptibles de stériliser l'eau d'une façon efficace, mais quelques-unes d'entre elles seulement ont été jusqu'ici employées en campagne : l'alun, le permanganate de potasse, l'hypochlorite de chaux, le bisulfate de soude, le brome. L'iode, enfin, a été tout récemment indiqué comme un bon stérilisant chimique, facilement utilisable par des troupes en campagne et le procédé est actuellement à l'étude.

Alun. — L'alun agit par précipitation ; il se forme du sulfate de chaux et l'alumine libre entraîne en se précipitant les substances en suspension dans l'eau.

Il faut environ 3 grammes d'alun pour 10 litres d'eau. Par le repos, toutes les substances précipitées gagnent le fond du récipient et l'eau, décantée, est suffisamment claire pour être bue ; mais son innocuité est très douteuse : le bacille typhique et le vibrion cholérique, entre autres, résistent très bien à des doses assez fortes ; on ne peut donc employer l'alun que comme clarificateur.

L'emploi de cet agent chimique est indiqué dans le règlement allemand sur le service de santé en campagne, au nombre des moyens susceptibles d'améliorer l'eau. L'alun est, de fait, assez souvent utilisé par les troupes allemandes, tout au moins pour clarifier l'eau destinée à être ensuite bouillie, comme il fut fait à Tien-tsin, lors de la dernière campagne de Chine. « L'ébullition après sédimentation et clarification par l'alunage, disent Morgenroth et Weigt (1). a été le procédé de purification couramment employé. »

Dans l'Afrique du Sud, les colonnes anglaises se sont également servi de l'alun pour obtenir la clarification des eaux destinées à être ensuite soumises à l'ébullition ou à la filtration par les appareils Berkefeld.

Dans nombre de postes coloniaux français, on pratique l'alunage préalable de l'eau, dont on fait ensuite les infusions de thé ou de café.

Mais en aucun cas, l'alunage seul ne peut suffire, l'alun est un excellent agent de clarification, mais son pouvoir bactéricide est à peu près nul ; il n'est

(1) MORGENROTH et WEIGT : *Loco citato.*

donc pas susceptible de recevoir une application plus étendue que celle qui en a été faite jusqu'à présent.

Permanganate de potasse. — L'oxydation des matières organiques par le permanganate de potasse opère une excellente purification. Cette action est connue depuis longtemps. En 1865 déjà, Rosenthal, dans son rapport à la commission du choléra de Berlin, recommandait la solution de permanganate pour purifier l'eau. Depuis cette époque, les découvertes qu'on fit en microbiologie et la notion de la très grande résistance des formes sporulées firent douter de l'efficacité du procédé. Mais des expériences faites dans ces dernières années (1895) par Mlle Chipiloff semblent montrer que tous les germes sont bien véritablement détruits par l'action du permanganate. Mais cet antiseptique doit agir pendant une trentaine de minutes au moins, et il est de plus de toute importance que l'eau soit préalablement débarrassée par une filtration grossière des particules terreuses qui peuvent la souiller. La dose à employer est de 5 centigrammes pour 1 litre d'eau. L'eau se colore d'abord assez fortement en rose, mais une fois l'oxydation des matières organiques opérée, la teinte rose disparaît et l'eau reprend son aspect normal.

D'ailleurs il est facile, s'il y a eu excès de permanganate, de décolorer l'eau en ajoutant des traces de sucre, d'alcool ou de toute autre matière organique susceptible d'être attaquée par le permanganate en excès. Quant à l'oxyde de manganèse formé, qui est insoluble, le filtre le plus grossier suffit à l'arrêter. Une simple couverture ou un double linge quelconque pourraient à la rigueur être utilisés, mais la filtration à travers une couche de noir animal ou de charbon de bois en poudre est bien préférable, ces corps étant réducteurs.

Cette méthode de purification par le permanganate de potasse est employée par nos troupes de l'Indo-Chine et du Tonkin, d'une façon habituelle : mais elle n'est pas si simple qu'elle paraît être au premier abord, et nous semble peu susceptible d'être employée par des troupes en marche, qui ne disposent que d'un temps très restreint. Certes, il est facile à une troupe d'être approvisionnée de la quantité de permanganate suffisante pour le traitement d'une très grande masse d'eau, puisque la dose efficace est de 5 centigrammes par litre ; mais nous avons indiqué la nécessité de débarrasser préalablement l'eau des particules terreuses qui peuvent la souiller. Si l'on a affaire à une eau déjà claire, telle que celle qu'on puise directement des cours d'eau (et encore l'eau des grands fleuves est-elle bien souvent limoneuse) cette première filtration est inutile ; mais le plus souvent, l'eau dont doit se contenter une troupe en marche est l'eau des petites mares ou des citernes qu'elle rencontre sur son chemin, eau toujours très fortement chargée en matières terreuses. Dans la majorité des cas, il y aura donc lieu de clarifier l'eau avant de la soumettre à l'action du permanganate et cette opération, si simple qu'elle soit, demande déjà un certain temps.

Le permanganate doit agir ensuite pendant trente

minutes au moins, avons nous dit, pour détruire toute les bactéries pathogènes, enfin la grosse difficulté réside dans l'élimination du permanganate en excès. L'addition recommandée de certaines substances organiques (café, réglisse, quinquina, sucre, etc.), est le plus souvent insuffisante et d'une application difficile. Quant à la filtration elle exige des matériaux dont est le plus souvent dépourvue une troupe en marche.

La méthode ne paraît donc applicable, comme la plupart de celles dont nous avons parlé jusqu'ici, que pour une troupe stationnaire. Et dans ce cas elle est peu indiquée, puisqu'il en est de plus simples et de non moins efficaces, l'ébullition par exemple.

D'après les renseignements que nous devons à l'obligeance de M. le médecin principal de la marine Machenaud, de Rochefort; l'eau était à Pékin, pendant la campagne de Chine, à la fois traitée par le permanganate de potasse et soumise ensuite à l'ébullition. « A l'hôpital de Pékin, nous écrit M. le D[r] Ma-
« chenaud, nous avons employé tout d'abord et tou-
« jours l'eau bouillie, traitée de la façon suivante :
« l'eau devant être traitée le lendemain était puisée et
« collectée dans d'immenses jarres et était addition-
« née de permanganate de potasse (15 centigrammes
« par litre). Le lendemain donc, elle était bouillie
« dans de grands récipients en cuivre trouvés dans
« le pays, pendant vingt minutes, puis elle était fil-
« trée à travers d'épais molletons et recueillie à
« nouveau dans des jarres que l'on tenait soigneu-
« sement fermées. » Voilà certes un traitement par

le permanganate susceptible de donner d'excellents résultats, et l'état sanitaire des troupes fut en effet excellent, mais il est évident qu'un procédé aussi long ne peut être employé que par une formation fixe.

M. Lapeyrère a construit un filtre spécialement pour l'emploi du permanganate ; la réduction s'opère dans ce filtre par le moyen d'un rouleau de tourbe saturée d'oxyde brun de manganèse. M. Lapeyrère a de plus donné la formule d'une poudre purifiante qu'il emploie de préférence au permanganate seul.

Cette poudre, dite poudre de permanganate alumino-calcaire, contient :

Permanganate de potasse .	3	grammes
Alun de soude, cristallisé, sec, pulvérisé.	10	—
Carbonate de soude cristallisé, sec, pulvérisé. . . .	9	—
Chaux de marbre	3	—

Les quantités ci-dessus indiquées forment un mélange dont le poids total est de 25 grammes et suffit pour traiter 100 litres d'eau. La dose à employer varie suivant la teneur probable de l'eau en matières organiques : le minimum est de 15 centigrammes, le maximum de 50 centigrammes par litre. Avec cette poudre de permanganate alumino-calcaire la stérilisation de l'eau est obtenue en quatre ou cinq minutes. On opère ensuite la réduction au moyen du filtre spécial.

Le filtre Lapeyrère est constitué essentiellement

par un cylindre inoxydable en étain fin, un rouleau de tourbe purifiée et imprégnée de bioxyde de manganèse. Il pèse 500 grammes et son débit annoncé est de 40 litres à l'heure ; mais en réalité il ne fournit pas plus de 20 litres. Il est construit pour l'usage d'une escouade, soit seize hommes environ et suffit à approvisionner d'eau potable ces seize hommes.

Léger et très peu encombrant, suffisamment robuste, d'une manipulation simple et à la portée de tous, ce filtre semble être ce qu'on a fait de mieux jusqu'ici comme filtre de campagne.

Pour la pratique, on procède de la façon suivante : « Un seau de campement est rempli d'eau et suspendu à une branche d'arbre ou à un fusil couché sur deux faisceaux ; on y verse une mesure de permanganate alumino-calcaire, calculée pour 10 litres d'eau environ, et on agite avec une baguette. Si, au bout de deux à trois minutes, l'eau a conservé une teinte rose, la stérilisation peut être considérée comme complète et l'eau est bonne à filtrer, sinon il faut ajouter un tiers environ de la mesure de poudre et agiter de nouveau. Lersque la couleur rose persistante est obtenue, on plonge le filtre dans le seau et on aspire par l'extrémité du tube en caoutchouc qui forme siphon. La première eau qui s'écoule doit être rejetée ou remise dans le seau ; elle a lavé le filtre ainsi que l'extrémité du tube en caoutchouc par laquelle l'aspiration a été faite. Au fur et à mesure de l'écoulement, l'eau du seau dans lequel plonge le filtre est remplacée par de l'eau préalablement traitée au moyen de la poudre de permanganate.

Lorsque l'opération a pris fin, la tourbe est extraite du filtre, rincée à l'eau claire, exprimée plusieurs fois puis remise en place ; le filtre est prêt pour de nouveaux usages. »

Le fonctionnement de l'appareil est bon, mais le temps nécessaire pour obtenir l'eau filtrée est un peu long. Avec la poudre de permanganate alumino-calcaire, aussi bien qu'avec le permanganate seul, il faut que l'eau, si elle est boueuse, ait subi une filtration grossière préalable, avant d'être soumise au traitement chimique.

Ce gros inconvénient subsiste donc. Quant au filtre lui-même, il est certain que c'est un appareil robuste, d'un maniement simple et aisé, et qui peut fort bien être transporté par la troupe la plus petite, sans constituer une charge supplémentaire gênante, mais il comporte malheureusement deux tubes de caoutchouc ; nous avons déjà eu l'occasion de dire combien cette substance se détériore sous l'action de la chaleur. Ces deux tuyaux sont donc des accessoires susceptibles d'être mis rapidement hors d'usage ; il est vrai qu'on pourrait peut-être les remplacer par des tuyaux en étoffe imperméable.

De plus le filtre Lapeyrère n'agit efficacement contre les bactéries qu'à la condition d'être nettoyé souvent et très minutieusement. Les nettoyages sont faciles, il est vrai.

Le plus gros inconvénient de la méthode est sa lenteur. « En vérité, le procédé Lapeyrère, dit M. le

(1) Vaillard : Epuration de l'eau potable en campagne, *Arch. de méd. et de pharm. mil.*, juillet 1902, t. XL, p. 1.

Dr Vaillard (1), est d'une commodité plus apparente que réelle. Pour fonctionner dans de bonnes conditions, il demande une clarification préalable, l'action de l'antiseptique pendant trente minutes en moyenne, une nouvelle filtration sur tourbe qui débitera 20 litres à l'heure ; c'est donc après une heure et demie ou deux heures d'attente que les 20 litres d'eau potable seront utilisables. » C'est bien long pour des soldats arrivant à l'étape et qui ont soif.

Des filtres Lapeyrère, au nombre de 500 furent envoyés de France au corps expéditionnaire de Chine, mais ces appareils se trouvaient malheureusement sur un navire qui, par suite d'avaries de machine, n'a pu arriver que tardivement en Chine. M. le Dr Jacquemin dit qu'ils ont été très utiles au printemps lorsque les troupes se sont remises en marche.

Quoi qu'il en soit des inconvénients que nous avons signalés, il semble que le procédé Lapeyrère soit malgré tout un assez bon procédé de purification de l'eau, susceptible de recevoir des applications en campagne. A l'occasion du XIIIe Congrès international de médecine tenu à Paris en 1900, M. le médecin-major Lapasset (1), dans son rapport présenté à la sous-section d'épidémiologie et d'hygiène militaires, sur les procédés extemporanés de purification de l'eau, après examen des différentes méthodes en usage arrive aux conclusions suivantes, donnant la préférence au procédé Lapeyrère : « Il sera toujours très difficile de purifier extemporanément une eau

(1) Lapasset : Des procédés extemporanés de purification des eaux, *Archives de médecine et de pharmacie militaire,* 1900, t. XXXVI, p. 240.

bourbeuse ou très riche en matières organiques. La filtration simple sera vite arrêtée par l'encrassement des appareils ; l'ébullition ne pourra être conseillée que si on a le temps et les moyens de clarifier préalablement cette eau. En ce qui concerne les procédés chimiques, il faudra employer une quantité de la substance oxydante d'autant plus considérable que l'eau sera plus souillée, et opérer ensuite une clarification.

« Si la plupart des procédés peuvent donner des résultats quand il s'agit de purifier une eau suffisamment limpide, seul le filtre Lapeyrère nous paraît offrir l'avantage de pouvoir être utilisé efficacement dans toutes les circonstances, même lorsque l'eau est très souillée. C'est pour cette raison que nous le jugeons pratiquement supérieur aux autres appareils, pour les troupes en marche. »

Quant à utiliser le filtre Lapeyrère dans toutes les circonstances, même lorsque l'eau est très souillée, nous avons dit que c'était pratiquement impossible.

Mais enfin on pouvait arriver, en 1900, avec assez de raisons, aux conclusions de M. Lapasset. Aujourd'hui d'autres méthodes de purification chimique sont connues, auxquelles il semble qu'on doive donner la préférence.

Bisulfate de soude. — Parmi ces méthodes nouvelles, récemment étudiées, il convient de citer l'emploi du bisulfate de soude. Cet agent chimique a été préconisé en Angleterre, à l'occasion de la guerre sud-africaine. La propagation considérable de la fièvre thyphoïde dans les troupes anglaises avait mis à l'ordre du jour, dans la métropole, cette importante question de la purification des eaux de boisson, et les mauvais résultats obtenus avec les procédés de filtration que nous avons indiqués fournirent l'occasion d'expérimenter de nouveaux moyens plus efficaces. MM. Parkes et Rideal avaient récemment proposé l'usage de comprimés de bisulfate de soude, trois comprimés à raison de 0 gr. 30 de bisulfate par comprimé étant suffisants pour purifier une pinte d'eau, et la durée de la purification étant de quinze minutes. Des essais en grand nombre furent faits à l'école de médecine militaire de Netley par le major R.-H. Firth, pour s'assurer de la valeur du procédé, dont l'expérimentation pratique pourrait être faite, le cas échéant, par les troupes du Sud-africain. La méthode semblait, en effet, assez séduisante au premier abord, par la facilité de sa pratique. Les comprimés, placés dans des boîtes métalliques légères, pouvaient être transportés aisément et sans crainte de détérioration, chaque boîte pouvant contenir 500 grammes, soit 350 comprimés, c'est-à-dire la quantité suffisante pour stériliser 100 pintes anglaises, soit 70 litres (à raison de 3 par pinte et 4 par litre). Toutefois les expériences entreprises pour connaître le pouvoir bactéricide du nouvel agent chimïque ne plaidèrent pas en sa faveur autant que l'avaient laissé espérer les assertions de MM. Parkes et Rideal. Ceux-ci prétendaient, en effet, que 1 gramme de bisulfate de soude par pinte (6/10 de litre) d'eau infectée suffisait à détruire les bacilles typhiques après un contact de cinq minutes.

L'expérimentation de M. le major Firth (1) fut loin de donner d'aussi bons résultats. D'après cet auteur il est incontestable que le bisulfate a une action bactéricide bien définie, action qu'il doit à son acide sulfurique libre, mais à la dose indiquée, il faudrait le mettre en contact pendant trois quarts d'heure avec l'eau contaminée pour être sûr d'obtenir la stérilisation absolue. Pour la stérilisation rapide de l'eau, on est obligé d'employer 5 grammes de bisulfate par litre ; alors seulement les bacilles typhiques sont tués en cinq minutes.

La méthode ne serait donc efficace qu'à la condition d'employer des doses relativement fortes de l'agent antiseptique, doses qui ne seraient peut-être pas sans amener des troubles de la santé chez des hommes faisant un usage journalier d'eau ainsi stérilisée. Firth dit avoir expérimenté sur lui-même l'ingestion de 5 grammes de bisulfate de soude pendant trois jours, sans avoir obtenu d'effets fâcheux, mais peut-être l'usage plus longtemps prolongé d'une eau ainsi traitée finirait-il par provoquer de sérieux désordres.

D'autre part, la nécessité de neutraliser par du bicarbonate de soude l'acidité trop marquée de l'eau stérilisée par le bisulfate, complique un peu le procédé et le rend moins facilement applicable en campagne. Il a été toutefois utilisé par quelques unités anglaises, dans la campagne sud-africaine, avec

(1) FIRTH : La purification chimique de l'eau de boisson, *Caducée*, 23 novembre 1901, p. 109.

assez d'avantages quand les troupes ont eu le loisir d'opérer une purification sérieuse.

Le major Firth résume son opinion sur la méthode, en disant qu'elle a certainement pour elle d'excellentes recommandations, et qu'elle pourrait pour une large part diminuer les causes d'infection de nature typhique ou cholérique apportées par l'eau de boisson.

Hypochlorite de chaux. — Cet agent chimique est depuis quelques mois adopté officiellement par le ministère de la guerre autrichien, pour la purification de l'eau en campagne. Étudié d'abord par Kretschmer, Traube, Bassenge, Loede, il l'a été de nouveau tout récemment par Schumburg, de Berlin. Des recherches entreprises par Traube, il résulte qu'une très minime proportion d'hypochlorite de chaux suffit pour détruire dans une eau les agents pathogènes des principales maladies, de la fièvre typhoïde et du choléra en particulier. D'après Loede, 8 milligrammes de chlore libre par litre, dégagés par 2 centigrammes d'hypochlorite de chaux, constituent une dose suffisante pour détruire tous les microbes après un contact d'une trentaine de minutes. La méthode semble donc, à première vue, s'adapter parfaitement aux besoins d'une troupe en campagne. Il suffirait de faire agir pendant une demi-heure un comprimé d'hypochlorite de chaux à la dose indiquée, pour obtenir une eau stérilisée. Certainement, mais la question soulève pourtant plusieurs objections sur lesquelles insiste Schumburg. D'abord, il est pratiquement très difficile de transporter l'hypochlorite de chaux, car ce corps s'altère assez vite sous l'influence de l'air, de la lumière et perd progressivement de sa teneur en chlore. Il subit de plus l'action de l'humidité et devient rapidement pâteux ou déliquescent; impossible à mettre en comprimés, il doit être transporté sous la forme de poudre et l'on comprend dès lors que les variations de son état hygrométrique rendent le dosage exact très difficile.

Cet inconvénient relatif au transport n'est pas le seul que présente l'hypochlorite de chaux. L'eau traitée par cet agent chimique se trouve altérée dans sa composition et dans son goût. Il reste en effet un excès de chlore que Schucking considère comme négligeable et qui pourtant, d'après la plupart des auteurs, Martin Kirchner en particulier, suffit à donner à l'eau un goût très prononcé qui la rend presque imbuvable. Il y a donc nécessité de faire disparaître cet excès de chlore par l'addition d'un second agent chimique, l'hyposulfite de soude; mais le procédé n'offre plus dès lors la même simplicité. D'autant moins qu'il faut encore, après ce double traitement chimique, faire passer l'eau sur un filtre pour corriger sa dureté et la clarifier, car elle prend par l'addition du chlorure de chaux une teinte laiteuse due au déplacement de l'acide carbonique et à la précipitation des carbonates.

L'application du procédé demande donc une série d'opérations successives : filtration préalable si l'eau est trouble, addition de l'hypochlorite de chaux qu'on laisse agir pendant trente minutes, addition consécutive d'hyposulfite de soude et enfin seconde filtration.

Ces deux filtrations peuvent s'opérer assez rapidement avec le filtre de détachement de Kuhn (*schwarm Filter*) que nous avons décrit. Le fonctionnement est simple et le débit rapide. Le procédé permet, en somme, de distribuer de l'eau purifiée en moins de trois quarts d'heure ; mais cette eau malheureusement possède un goût désagréable. Quoi qu'il en soit, la méthode est actuellement adoptée d'une manière officielle par le service de santé autrichien. Mais on ne pourra évidemment connaître la valeur réelle du procédé que lorsque les circonstances d'une campagne ou d'une expédition coloniale fourniront l'occasion d'une expérimentation pratique.

Brome. — Dans ces derniers temps, un médecin militaire allemand, Schumburg, a recommandé un procédé de purification chimique des eaux de boisson, qui mérite considération. Il s'agit de l'emploi du brome, qui, d'après de nombreuses expériences, détruirait en un temps très court le bacille du choléra et le bacille typhique. D'après Schumburg, ces agents pathogènes seraient tués en cinq minutes par l'action de 6 centigrammes de brome libre pour 1 litre d'eau.

Dans la pratique, on se sert d'une solution ainsi faite :

Brome.	21 gr. 91
Bromure de potassium. .	20 grammes
Eau distillée	100 grammes

Il faut 20 centimètres cubes de cette solution pour stériliser 100 litres d'eau. L'excès de brome disparaît par l'addition d'une solution neutralisante ainsi composée :

Bisulfite de soude . .	9 gr. 5
Carbonate de soude .	0 gr. 4
Eeau distillée	1.000 grammes

1 litre de cette solution neutralise l'excès de brome dans 100 litres d'eau.

Pratiquement on utilise de petites ampoules en verre jauni fermées à la lampe et contenant chacune les 20 centimètres cubes nécessaires à la stérilisation de 100 litres d'eau. Une extrémité de l'ampoule est brisée sous l'eau dans un petit récipient contenant un litre d'eau, avec laquelle le contenu de l'ampoule forme une solution qu'on verse ensuite dans les 100 litres d'eau à épurer. On a soin de remuer continuellement le mélange et on laisse agir le brome pendant cinq minutes avant d'ajouter 1 litre de la solution neutralisante.

Veut-on stériliser seulement 1 litre d'eau, on prend 10 c.c. de chacune des deux solutions indiquées.

Le procédé n'est pas, en somme, bien compliqué, mais encore les diverses opérations qu'il nécessite ne sont-elles pas complètement à la portée du premier homme de troupe venu. Elles demandent, en effet, des précautions que, seuls, un médecin, un infirmier ou tout au moins un soldat intelligent sauront prendre.

En raison des expériences très concluantes faites

en Italie par le professeur Testi (1) sur la purification chimique de l'eau par la solution bromée, le procédé a été adopté par le service de santé militaire italien et récemment expérimenté à l'occasion de la dernière campagne de Chine.

Le corps expéditionnaire fut pourvu d'appareils spéciaux permettant l'utilisation de la méthode.

Chaque appareil consiste en deux baquets, l'un de 120 litres, contenant l'autre de 105 litres seulement. Tous les deux sont imperméabilisés à l'intérieur par une couche de paraffine. Dans le petit baquet est disposé tout ce qu'il faut pour la purification de 100 litres d'eau : à savoir l'ampoule contenant la solution de brome et les paquets de bisulfite et de carbonate de soude ; de plus, une provision d'amiante. Un tamis métallique formant couvercle et, par-dessus, un couvert en bois, ferment l'appareil.

Le grand baquet, le tamis métallique et l'amiante servent à opérer une filtration préalable.

Deux de ces appareils constituent la charge d'un mulet de bât. Quatre appareils suffisent pour fournir en l'espace d'une demi-heure la quantité d'eau potable nécessaire à un bataillon.

L'eau ainsi traitée par le brome est-elle véritablement stérilisée? Les expériences de Schumburg, celles faites ultérieurement, en France, au Val-de-Grâce, les recherches du professeur Testi (2), en

(1) Testi : La sterilizzatione delle acque per mezzo del bromo, *Giornale medico del R° Esercito*, 1901.

(2) Testi : *Loco citato.*

Italie, et du Dr A. Pfühl (1) de Hanovre, en Allemagne, semblent bien prouver l'action bactéricide réelle du brome. Tous les avis pourtant ne sont pas unanimes, ainsi que le montrent ces réflexions du professeur Kirchner (2) : « Si, dit-il, la méthode tenait réellement tout ce que, d'après les publications de Schumburg et de Pfühl, elle paraît promettre, la question des eaux de boisson en campagne serait résolue ; malheureusement les recherches ultérieures du Dr Schüder ont montré que l'action du brome n'est pas aussi certaine qu'elle semble l'être ; les bacilles du choléra et les bacilles typhiques ne sont pas tués sûrement par l'addition d'une quantité de brome supérieure à 6 centigrammes. » Pourtant la majeure partie de ces bactéries est détruite. Dans les expériences de Schüder, sur une eau contenant, par exemple, 100 bacilles cholériques par centimètre cube, la quantité de brome indiquée en tuait 90 et diminuait la vitalité de 5 autres ; ce qui est déjà un résultat remarquable ; dans les maladies infectieuses il faut, en effet, considérer non seulement la virulence des germes, mais aussi leur nombre.

Morgenroth, qui a eu l'occasion d'apprécier à l'œuvre la méthode de Schumburg, ne semble pas s'en montrer très partisan. L'eau du Peï-ho, contenant à l'état naturel 1.500 germes par centimètre cube, n'en contenait plus que 100 après le traite-

(1) Pfuhl : Le procédé de Schumburg pour la stérilisation de l'eau, *Zeitschrift f. Hygiene*, 1900.

(2) Kirchner : Ernaehrung und Trinkwasserversorgung im Felde. S. 24 (aus dem *Klinischen Jahrbuch*), Verlag von G. Fischer, Iéna, 1902.

ment par le brome. De ce résultat, en somme très bon, Morgenroth ne semble pas satisfait (1) : « Dans ces conditions, dit-il, et surtout vu la fréquence ici de la dysenterie, les expériences faites jusqu'alors me font penser qu'il n'y a pas lieu de recommander le procédé et d'en étendre davantage l'usage parmi nos troupes. »

A notre avis, l'opinion de Morgenroth est un peu dure. Un procédé d'épuration qui abaisse de 1.500 à 150 la teneur d'une eau en germes pathogènes paraît fort satisfaisant. Il ne reste guère que quelques bactéries sporulées dans l'eau traitée par le brome et la méthode, en somme, nous semblerait très recommandable, si son application n'offrait, d'autre part, beaucoup de difficultés pratiques.

La nécessité de conserver la solution bromo-bromurée dans des ampoules de verre fermées est certainement un gros inconvénient. Les ampoules, naturellement fragiles, sont très exposées à se trouver brisées si elles ne sont protégées par un empaquetage minutieusement fait. Soigneusement emballées dans de petites caisses bien pleines, elles pourraient, à la rigueur, être transportées sans accident, mais la caisse une fois entamée, les ampoules non employées seront bien exposées.

D'autre part, l'utilisation de ces ampoules, qui doivent être brisées sous l'eau, est peut-être une opération un peu délicate pour être confiée à une individualité souvent inintelligente ou malhabile ;

(1) MORGENROTH et WRIGT : Bericht über die Wasserversorgung in und um Tientsin, *Hygienische Rundschau*, 1901, S. 777.

d'autant plus qu'il faut ensuite faire agir la solution neutralisante, ce qui constitue encore une petite complication. L'homme de troupe se trouvera certainement gêné par le maniement de tant d'ampoules et de flacons, et, bien souvent, quand il devra agir isolément, il sera tenté de laisser de côté toutes ces ennuyeuses manœuvres.

Nous pensons donc que l'action bactéricide réelle de la solution bromo-bromurée, la neutralisation efficace de l'excès de brome par le bisulfite et le carbonate de soude, qui rendent à l'eau son aspect, son odeur et son goût naturels, ne suffisent pas à faire recommander ce procédé de stérilisation.

Iode. — De cet agent chimique, tout récemment préconisé comme purificateur de l'eau de boisson en campagne, nous ne dirons que peu de chose, la question faisant le sujet d'un travail traité spécialement par notre camarade le Dr Kliszowski (1), travail auquel nous renvoyons le lecteur. Nous ne ferons donc que mentionner ici les expériences entreprises au Val-de-Grâce par M. le chirurgien-major Simonin, à l'instigaion de M. le médecin principal Vaillard, expériences poursuivies pendant plusieurs mois et d'où il ressort que l'iode doit être considéré comme l'agent de choix pour la purifictation extemporanée de l'eau en campagne.

L'expérimentation démontre en effet le pouvoir

(1) Kliszowski : *Stérilisation des eaux de boisson par l'iode libre à l'état naissant*, thèse de Lyon, 1904.

bactéricide très net de l'iode qu'il suffit de mettre en présence de l'eau contaminée pendant dix minutes à la dose de 50 ou mieux de 75 milligrammes par litre, pour détruire tous les germes pathogènes.

Partant de cette donnée, l'addition de la dose indiquée d'iode dans un litre d'eau devra rendre celle-ci complètement stérile. Tout le problème revient alors à mettre l'iode sous une forme assurant son dosage exact, sa conservation parfaite et son transport facile. Or parmi toutes les combinaisons de l'iode, l'iodate de sodium est une de celles qui se prêtent le mieux à la mise sous forme de comprimés ou de pastilles. On emploie donc des pastilles formées d'iodate de sodium avec une légère dose d'iodure de potassium dont le rôle est de maintenir en dissolution l'iode dégagé à l'état naissant.

D'autre part, ce dédoublement de l'iodate de sodium et le dégagement d'iode à l'état naissant s'obtiennent très facilement en présence d'un acide faible. On choisit l'acide tartrique qui se prête très bien à la mise en comprimés.

Ce double traitement opéré, l'eau doit être débarrassée de l'excès d'iode par une faible proportion d'hyposulfite de soude, dont on peut également faire des comprimés.

Pratiquement, la stérilisation de l'eau par l'iode comprend donc, après une filtration préalable, un double traitement chimique :

1° On fait dissoudre ensemble dans une minime quantité d'eau un comprimé d'iodate de sodium ioduré et un comprimé d'acide tartrique, et la dissolution est versée dans l'eau à stériliser qui devient jaune brun.

2° On fait dissoudre ensuite une pastille d'hyposulfite de soude dans un quart d'eau, et, dix minutes après le premier traitement, on ajoute à l'eau la solution obtenue. L'eau redevient immédiatemeut claire et peut être bue aussitôt.

Pour éviter les méprises et la confusion des comprimés, ceux-ci son colorés différemment ; les comprimés d'iodate de sodium ioduré sont bleus, les comprimés d'acide tartrique rouges, les pastilles d'hyposulfite de soude blanches.

Pour la rapidité des opérations, on traite à la fois 10 litres d'eau, soit le contenu d'un seau ou d'un bidon de campement.

L'eau ainsi épurée par l'iode est excellente ; elle conserve son aspect, ses qualités digestives et son goût. « Il faudrait même, dit le médecin principal Vaillard, avoir un palais bien raffiné pour distinguer l'eau naturelle de celle qui a subi le traitement par l'iode. »

Le procédé semble donc réunir beaucoup d'avantages :

Il n'exige aucun appareil spécial encombrant ; les comprimés d'iodure et d'iodate, légèrement hygrométriques, sont conservés très facilement dans des flacons en verre bouchés. Quant aux comprimés d'acide tartrique et aux pastilles d'hyposulfite de soude, ils sont inaltérables. Les uns et les autres peuvent donc être transportés et conservés sans aucune difficulté.

D'autre part, l'eau est stérilisée en très peu de temps, une vingtaine de minutes, et constitue immédiatement après une excellente boisson.

Pour toutes ces raisons, il semble que ce procédé d'épuration de l'eau par l'iode soit appelé à devenir le procédé de choix, lorsque surtout l'expérimentation pratique aura démontré son emploi et son efficacité. M. le médecin principal Vaillard, qui fut l'instigateur des expériences de M. Simonin, pense le plus grand bien de la nouvelle méthode de purification ; et, selon lui, il conviendrait de la mettre dès maintenant en œuvre dans les corps de troupe opérant en Algérie et dans les Alpes, afin de l'apprécier pratiquement et de bien déterminer les conditions de son utilisation.

A supposer que le procédé se montre vraiment efficace et d'une utilisation facile, il importerait d'ailleurs, selon l'avis de M. Vaillard, de pourvoir les corps de troupes d'un filtre simple et robuste, destiné à clarifier préalablement les eaux à purifier par l'iode. « Dans le cas où l'épuration chimique semble applicable, dit M. Valliard (1), j'estime qu'il faut faire plus, et, à l'exemple, de l'armée autrichienne, donner aux troupes un filtre d'escouade très simple, presque rudimentaire, uniquement destiné, le cas échéant, à clarifier les eaux troubles. La nécessité de ce filtre s'impose, car partout, surtout dans le sud de l'Algérie et les régions tropicales, la troupe peut n'avoir

(1) Vaillard. — L'épuration de l'eau potable en campagne, *Arch. méd. et pharm. mil.*, juillet 1902.

à sa disposition que des eaux troubles, vaseuses et d'un aspect souvent répugnant. »

Le modèle de filtre qui semble devoir réunir le mieux les qualités requises de simplicité et de robustesse est certainement le filtre de Kuhn employé par l'armée autrichienne, et que nous avons décrit. C'est un seau ordinaire de campement avec, dans le fond, un double tamis métallique sur lequel s'effectue la filtration à travers une couche de poudre d'amiante. Ce filtre réalise au appareil extrêmement robuste et résistant qui semble parfaitement adapté aux besoins d'une troupe en campagne. Son mécanisme est extrêmement simple, tous les éléments qui le constituent sont très solides; le volume de l'appareil est réduit, son poids minime et son nettoyage facile; tous ces avantages l'indiquent comme le meilleur instrument de clarification de l'eau dont puissent êtremunies les troupes en campagne et en particulier les colonnes en marche.

Il conviendrait donc de pourvoir de ce filtre ou d'un autre tout semblable les troupes appelées à se servir de l'iode comme agent de purification de l'eau de boisson. « C'est ainsi, dit M. Vaillard, qu'en réunissant ces deux moyens : clarification de l'eau par un filtre rudimentaire, épuration chimique par l'iode, on peut avoir l'espoir de donner au problème si difficile de la purification des eaux pour les troupes en marche une solution relativement simple et satisfaisante. »

Groupement par nations des divers procédés employés dans les armées française et étrangères.

Maintenant que nous avons passé en revue et décrit séparément les méthodes diverses employées pour purifier les eaux de boisson en campagne, nous croyons utile de grouper les différents procédés plus spécialement en usage dans chaque armée.

France. — En France, nous avons déjà eu l'occasion de le dire, aucun procédé de purification n'est appliqué officiellement et toute initiative à ce sujet est laissée aux chefs de corps et aux médecins.

La plupart des moyens de filtration grossière que nous avons indiqués ont été et sont encore à l'occasion utilisés par nos troupes, concurremment avec l'ébullition, quand elle est possible.

Parmi les filtres, outre les petits filtres de poche à charbon aggloméré, les appareils Chamberland-Pasteur et les différents modèles de filtres Maignen, dont nous avons donné la description, ont été en faveur dans notre armée. Ils tendent actuellement à être complètement délaissés, depuis que l'on préconise surtout, d'une part, l'épuration en grand au moyen d'appareils à stériliser, tels que le stérilisateur Vaillard et Desmaroux et le stérilisateur Rouart, Geneste et Hercher, et, d'autre part, la purification chimique, soit au moyen de l'alunage ou du permanganate, par l'application de la méthode Lapeyrère, soit plutôt telle qu'elle sera sans doute maintenant pratiquée couramment par les petites collectivités en marche, au moyen de la solution iodo-iodurée, dont nous avons dit qu'elle constituait actuellement la méthode de choix.

Allemagne. — Dans l'armée allemande, sans parler de la filtration grossière par les procédés improvisés, des puits abyssins, de l'alunage, de l'emploi du permanganate de potasse, de l'ébullition, nous trouvons que les deux procédés d'épuration le plus en faveur sont, d'une part, l'emploi du filtre Berkefeld, et d'autre part, la méthode plus récemment employée de stérilisation par le brome, qui tend actuellement à se substituer complètement aux procédés de filtration.

Angleterre. — En Angleterre, l'alunage, l'ébullition sont encore actuellement couramment mis en pratique dans les expéditions coloniales. Les filtres Maignen, très utilisés il y a quelques années, sont à présent supplantés par les appareils Berkefeld. Enfin, l'opinion actuelle semble, comme partout, se dessiner nettement en faveur de l'épuration chimique des eaux de boisson, spécialement par l'emploi du bisulfate de soude (procédé de Parkes et Rideal).

Pour la purification en grand, des appareils analogues au stérilisateur américain Waterhouse-Forbes sont actuellement mis à l'étude.

Autriche. — Les moyens de filtration improvisés, les puits abyssins, l'acide citrique pour corriger le goût de l'eau bouillie sont employés à l'occasion. Le filtre Berkefeld, jugé d'une utilisation trop dispendieuse, est maintenant remplacé par le filtre à l'amiante de Kuhn qui opère une filtration suffisante pour rendre possible l'action efficace de l'hypochlorite de chaux, agent chimique dont l'emploi est actuellement adopté officiellement par le service de santé militaire autrichien.

Italie. — Dans ce pays encore l'opinion actuelle se dessine dans le sens de l'épuration chimique. Les anciens procédés de filtration sont de plus en plus délaissés, même le filtre Berkefeld, dont avaient été pourvues récemment les troupes du corps expéditionnaire de Chine, et qui ne donna que de forts mauvais résultats ; il fallut recourir à la purification de l'eau par le brome (procédé de Schumburg) et c'est actuellement cette méthode qui est le plus en faveur dans l'armée italienne.

États-Unis. — Dans l'armée américaine encore nous retrouvons l'usage de tous les procédés généraux déjà indiqués : filtration improvisée, ébullition, différents systèmes de filtres, parmi lesquels surtout divers modèles de filtres à l'amiante, entre autres le filtre Maignen, sont encore en usage. Le filtre Berkefeld également, légèrement modifié par les constructeurs américains, a rendu des services appréciables lors de la dernière guerre avec l'Espagne. Mais l'opinion actuelle tend à substituer à l'épuration par les filtres, celle beaucoup plus rapide opérée par les appareils stérilisateurs à grand débit, tels que l'appareil Waterhouse-Forbes que nous avons longuement décrit.

Russie. — Nous avons peu de renseignements sur les méthodes spécialement employées dans ce pays pour purifier l'eau en campagne ; nous savons pourtant que l'ébullition est le procédé le plus couramment mis en œuvre par les troupes isolées. Les formations sanitaires et les hôpitaux de campagne font usage du filtre Berkefeld. Enfin des expériences récentes semblent devoir faire adopter bientôt la méthode d'épuration par le brome.

CONCLUSIONS

A. — Conclusions théoriques

1° L'ébullition suffit certainement à stériliser l'eau d'une façon convenable. Mais ce procédé, trop long et d'une exécution difficile, demande pour être employé des conditions rarement réalisées en campagne.

2° La purification de l'eau par les appareils à stériliser sous pression est parfaite ; la quantité de combustible nécessaire est minime et le débit des appareils rapide. L'eau conserve toutes ses qualités organoleptiques et son goût naturel.

3° La purification par les filtres constitue une méthode inefficace et la plupart du temps inapplicable en campagne.

4° *a*) Les méthodes de purification extemporanée de l'eau par les agents chimiques sont les seules méthodes susceptibles d'être employées avec succès par les troupes en campagne et particulièrement par les colonnes en marche.

b) De tous les agents chimiques préconisés jusqu'à présent, l'iode semble le plus efficace et le plus facile à employer. Le procédé est simple et rapide : l'eau, réellement privée des principaux germes pathogènes, n'est altérée ni dans son aspect ni dans son goût.

B. — Conclusions pratiques

1° Les troupes en stationnement, les formations fixes pourront toujours, par une filtration grossière préalable et l'ébullition consécutive, obtenir une eau privée de germes et suffisamment potable.

Mais l'usage des appareils à stériliser l'eau sous pression, en même temps qu'il assure une purification plus parfaite, permet d'obtenir en moins de temps, avec une dépense de combustible moindre, une beaucoup plus grande quantité d'eau, d'ailleurs refroidie et meilleure à boire.

L'emploi de ces appareils, et spécialement du stérilisateur Rouart, Geneste et Herscher, constitue le procédé de choix.

2° En marche, les troupes devront combiner l'emploi du filtre à l'amiante de Kuhn et de l'iode. Ce procédé constitue actuellement la méthode de choix. Il convient de le mettre dès maintenant en œuvre au cours des expéditions coloniales.

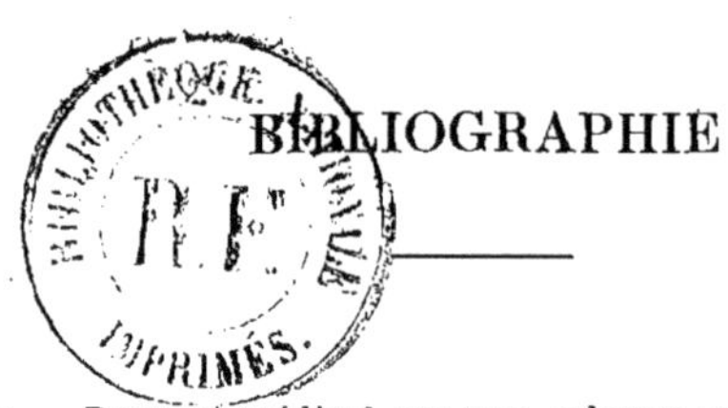

BIBLIOGRAPHIE

BARTET. — Rapport médical sur une colonne expéditionnaire dans le Haut Dahomey, *Arch. de méd. nav.*, 1898, t. II, p. 87.

BARTHÉLEMY. — La guerre au Dahomey, *Arch. méd. nav.*, t. LX, p. 178-182.

BISHOF. — Filtration of water in the military service, *Sanitary Record*, London, 1880-1881.

BITTER. — Die Filtration bakterientrüber und eiweishaltiger Flüssigkeiten durch Kieselguhrfilter, *Zeitschrift f. Hyg.*, Bd X, 1891.

FIRTH. — La purification chimique de l'eau de boisson, *Caducée*, 1901, p. 109.

FRUITET. — Etat sanitaire au poste de Laokay (Tonkin), *Arch. méd. nav.*, 1899, I.

HEIM. — *Münchener medizinische Wochenschrift*, 1887, n°° 16 et 17.

HENRY. — Stérilisation de l'eau par le filtre Lapeyrère, *Gazette des eaux*, Paris, 1900, XLIII.

HIMMERHANS ET DELAPS. — Manuel d'hygiène des troupes en campagne, Paris, 1878, III, 10.

KIRCHNER. — Grundriss der Militärgesundheidspflege Braunschweig. Hérard-Bruhn, 1892.

KIRCHNER. — *Lehrbuch der Militärhygiene*, 2 Aufl. S. 163. Stuttgart, 1877.

KIRCHNER. — Enährung und Trinkwasserversorgung im Felde (aus den *Vorträge über ärztliche Kriegswissenschaft.* Bd IX, H. 1. des *Klin. Jahrbuches*).

KLISZOWSKI. — Stérilisation des eaux de boisson par l'iode libre à l'état naissant, thèse de Lyon, 1904.

KÜBLER. — Untersuchungen über die Brauchbarkeit des Filterssystem Chamberland-Pasteur, *Zeitschrift f. Hyg.* Bd VIII, 1890, S. 148.

LAPASSET. — Des procédés extemporanés de purification des eaux, *Arch. de méd. et de pharm. mil.*, 1900, t. XXXVI, p. 240.

LAPEYRÈRE. — Sur un nouveau modèle de filtre, *Gazette des eaux*, Paris, 1900, XLIII, p. 69-71.

LAVERAN. — Des filtres Maignen, *Arch. de méd. et de pharm. mil.*, 1900, t. XXXVI, p. 240.

LÖDE. — Die Gewinnung von keimfreiem Wasser durch Zusatz von Chlorkalk, *Arch. f. Hygiene*, XXIV, 1895.

LÜDERITZ. — Einige Untersuchungen über die Einwirkung des Kaffeeeinflusses auf die Bakterien, *Zeitschrift. f. Hyg.* Bd VII, 1889, S. 241.

MAIGNEN. — L'eau, la question des filtres, la cure à l'eau adoucie, in-8°, Paris, 1892.

MALMÉJAC. — L'eau dans l'alimentation (Bibliothèque scientifique internationaliste), Félix Alcan, édit., Paris, 1902.

MATIGNON. — Le service de santé pendant le siège de la légation de France à Pékin (juin-août 1900), *Arch. méd. nav.*, t. XXXVII, p. 198.

MOLINIER. — Quelques remarques sur les filtres Chamberland employés dans la colonne expéditionnaire du Dahomey (1892), *Arch. de méd. nav.*, t. LXII, p. 460.

MORGENROTH ET WEIGT. — Bericht über die Wasserversorgung in und um Tientsin, *Hygienische Rundschau*, 1901, S. 773-783.

MORACHE. — Hygiène militaire, Baillière, Paris, 1886.

NORDTMEYER. — Uber Wasserfiltration durch Filter aus gebrannter Infusorienerde, *Zeitschrift f. Hyg.*, Bd X, 1891, p. 145.

PARKTHS. — Hygiene, 4ᵉ édition, 1873.

PFÜHL. — Le procédé de Schumburg pour la stérilisation de l'eau, *Zeitschrift. f. Hyg.*, 1900.

PLAGGE UND SCHUMBURG. — Beiträge zur Frage der Trinkwasserversorgung. (Veröffentlichungen aus dem Gebiete des militärsanitätswesen. herausg. v. der medizinal Abtheilung des königlichen preussischen Kriegsministeriums, 15 Heft.) Berlin, Hirschwald., 1900, in-8°, VI, 112, S. 1 taf, 12 abt.

RANGÉ. — Rapport médical sur le service de santé du Bénin, *Arch. de méd. nav.*, t. LXI, 1894, p. 100.

RAY. — Colonne expéditionnaire de Kong, *Arch. de méd. nav.*, 1896, t. II, p. 220-277.

REYNAUD. — Stérilisation de l'eau par la solution bromée (procédé de Schumburg), *Annales d'hygiène et de médecine coloniales*, Paris, 1902, t. V, 214, 221.

ROBERT. — Rapport médical d'inspection générale de 1889 sur le 4e régiment de tirailleurs tonkinois, *Arch. de méd. nav.*, 1900, t. I, p. 321, 366.

SCHINDLER. — L'alimentation du soldat en campagne, Paris, 1887, III, 18.

SCHUCKING. — Uber Wasserreinigungsmethoden und deren Improvisierung, Congrès internat. de méd., 1900, Paris.

TESTI. — La sterilizzatione delle acque per mezzo del bromo, *Giornale medico del R° Escrcito*, 1901.

VAILLARD. — Epuration de l'eau potable en campagne, *Arch. de méd. et de pharm. mil.*, juillet 1902, t. XL, p. 1.

— Epuration rapide des eaux potables, *Annales d'hygiène publique*, novembre 1902.

VIRY. — Principes d'hygiène militaire, Bataille, Paris, 1896.

Report of the Surgeon-General to the Secretary of war, Washington, 1899. Governement printing Office.

Lyon. — Imp. A. Storck et Cie, 8, rue de la Méditerranée

www.ingramcontent.com/pod-product-compliance
Ingram Content Group UK Ltd.
Pitfield, Milton Keynes, MK11 3LW, UK
UKHW020357230726
13925UKWH00003B/1158